Casuïstiek voor doktersassistenten

Ik voel me grieperig

Casuïstiek voor doktersassistenten

Ik voel me grieperig

S. van der Krogt en A. Starink

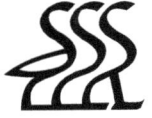

Bohn Stafleu van Loghum
Houten 2010

© 2010 Bohn Stafleu van Loghum, onderdeel van Springer Uitgeverij
Alle rechten voorbehouden. Niets uit deze uitgave mag worden verveelvoudigd, opgeslagen in een geautomatiseerd gegevensbestand, of openbaar gemaakt, in enige vorm of op enige wijze, hetzij elektronisch, mechanisch, door fotokopieën of opnamen, hetzij op enige andere manier, zonder voorafgaande schriftelijke toestemming van de uitgever.

Voor zover het maken van kopieën uit deze uitgave is toegestaan op grond van artikel 16b Auteurswet 1912 j° het Besluit van 20 juni 1974, Stb. 471, zoals gewijzigd bij het Besluit van 23 augustus 1985, Stb. 471 en artikel 17 Auteurswet 1912, dient men de daarvoor wettelijk verschuldigde vergoedingen te voldoen aan de Stichting Reprorecht (Postbus 3051, 2130 KB Hoofddorp).

Voor het overnemen van (een) gedeelte(n) uit deze uitgave in bloemlezingen, readers en andere compilatiewerken (artikel 16 Auteurswet 1912) dient men zich tot de uitgever te wenden.

Samensteller(s) en uitgever zijn zich volledig bewust van hun taak een betrouwbare uitgave te verzorgen. Niettemin kunnen zij geen aansprakelijkheid aanvaarden voor drukfouten en andere onjuistheden die eventueel in deze uitgave voorkomen.

ISBN 978 90 313 7890 6
NUR 891

Onderwijskundig advies: Sink
Concept en tekst: Questgroep
Ontwerp: Studio HdeK

Bohn Stafleu van Loghum
Het Spoor 2
Postbus 246
3990 GA Houten

www.bsl.nl

Inhoud

Inleiding	7
1. Medische achtergrondkennis	9
- Anatomie en fysiologie	10
- Ziektebeelden	17
2. De intake	23
- Ernst van de klachten	24
- Het intakegesprek	26
3. Geneesmiddelen	31
- Medicijnen tegen griep en verkoudheid	32
- De griepprik	35
4. Medisch handelen	37
- Materialen klaarleggen voor subcutaan injecteren	38
- Subcutane injectie klaarmaken	39
- Subcutane injectie toedienen	40
5. Voorlichting en advies	41
- Persoonlijke voorlichting	42
- Internet als informatiebron	44
6. Administratieve taken	47
- Huisartsen Informatie Systeem	48
- Ruiteren	51
- Oproep voor de griepprik	52
7. De maatschappij en jij	55
- Discussies in de samenleving	56
8. Persoonlijke groei	61
- Assertiviteit	62

De antwoorden op de vragen die in de diverse hoofdstukken aan bod komen vind je op:
www.agcontext.nl

Inleiding

Verkoudheid en griep worden vaak in één adem genoemd. Een stevige verkoudheid wordt snel verward met griep. Maar beide aandoeningen hebben verschillende oorzaken en gevolgen. Vaak gaan ze vanzelf over, maar soms ook niet. Dan is medisch ingrijpen nodig.

In dit werkboek komen de volgende onderwerpen aan bod:

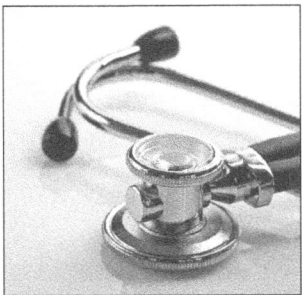

Medische achtergrondkennis
Hoe zitten onze luchtwegen in elkaar?
Wat zijn virussen en waarin verschillen ze van bacteriën?
Hoe werkt ons afweersysteem?
Waarvoor dient het lymfesysteem?
Wat is het verschil tussen verkoudheid en griep?

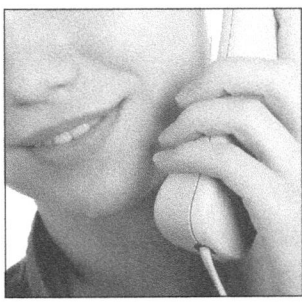

De intake
Hoe beoordeel je de ernst van de klacht?
Wanneer is een afspraak wenselijk of zelfs urgent?

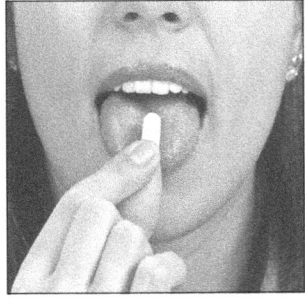

Geneesmiddelen
Met welke geneesmiddelen kunnen verkoudheid en griep bestreden worden?
Wat is de griepprik en wie komen daarvoor in aanmerking?

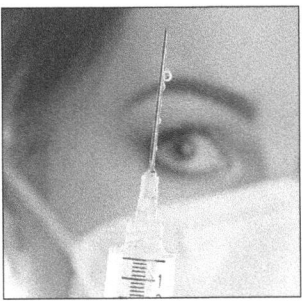

Medisch handelen
Wat komt er allemaal kijken bij het toedienen van een subcutane injectie?

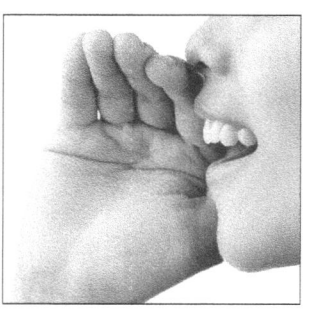

Voorlichting en advies
Wat vertel je patiënten met griepklachten en hoe doe je dat?
Zijn alle internetsites over ziektes en gezondheid wel even betrouwbaar?

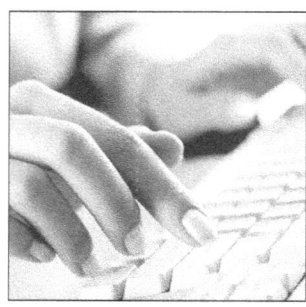

Administratieve taken
Hoe verwerk je de gegevens in het medisch dossier?
Welke patiënten komen in aanmerking voor de jaarlijkse griepprik?
Hoe schrijf je een oproep voor de griepprik?

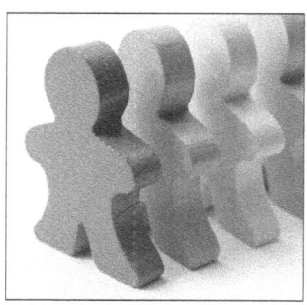

De maatschappij en jij
Is het slikken van vitaminepillen zinvol?

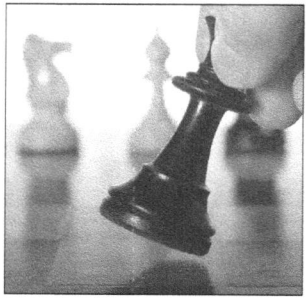

Persoonlijke groei
Assertief reageren, hoe doe je dat?

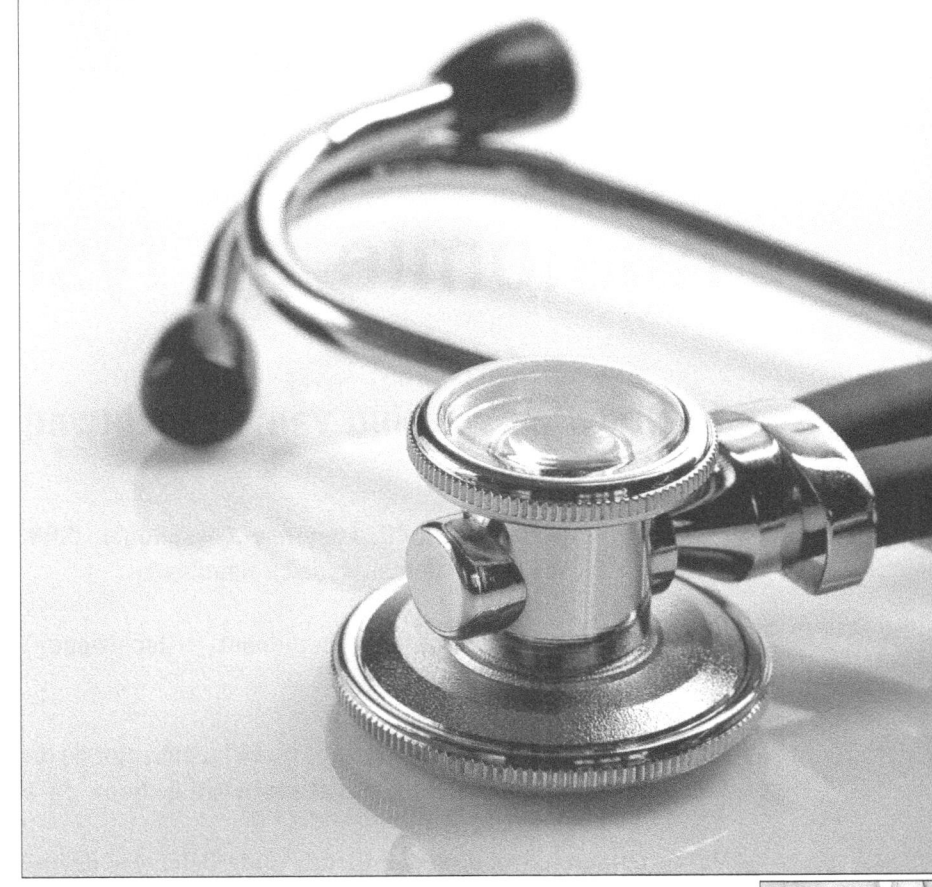

hoofdstuk 1
● Medische achtergrondkennis ●

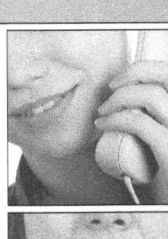
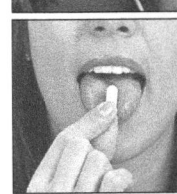
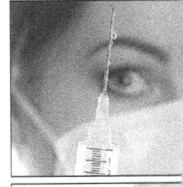
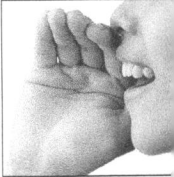
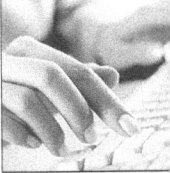
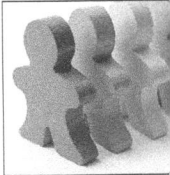
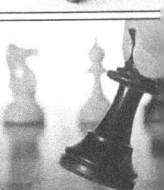

Mensen die zich grieperig voelen hebben vaak een combinatie van kleinere klachten. Ze voelen zich slap, niet fit en hebben last van de bovenste luchtwegen. Ook koorts hoort erbij. Verkoudheid en griep zijn meestal niet ernstig maar er kunnen complicaties optreden. Griep vermindert de weerstand waardoor agressieve bacteriën en virussen hun kans grijpen. De griep mag dan onschuldig klinken, jaarlijks kost hij tussen de 750 en 2000 mensenlevens.

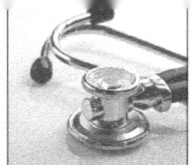

Anatomie en fysiologie

1.1 Bouw en werking van de luchtwegen

 • Basiswerk AG: Anatomie & fysiologie (ISBN 978 90 313 4672 1)
• Merck Manual Medisch Handboek

 • www.schooltv.nl/beeldbank (> luchtwegen)

Grieperigheid gaat meestal gepaard met klachten aan de luchtwegen en bijholtes. Om deze klachten te begrijpen moet je iets afweten van de bouw en werking daarvan.

Vul de namen in van de verschillende onderdelen van de luchtwegen.

1	
2	
3	
4	
5	
6	
7	
8	
9	
10	

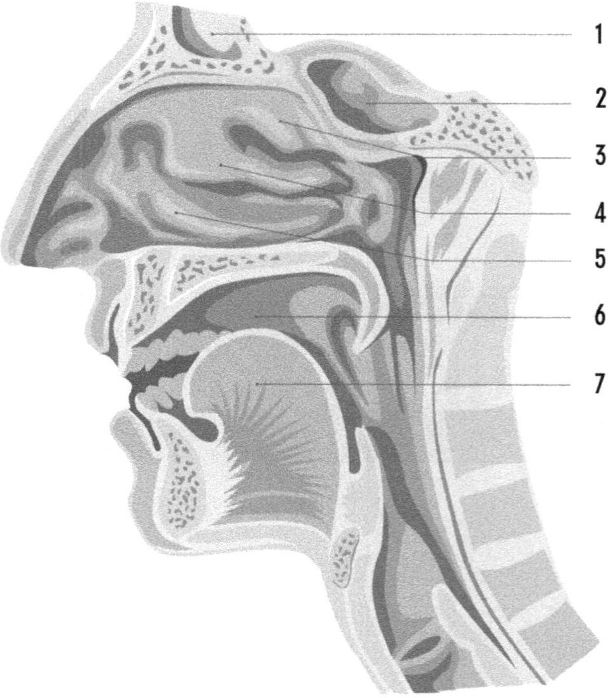

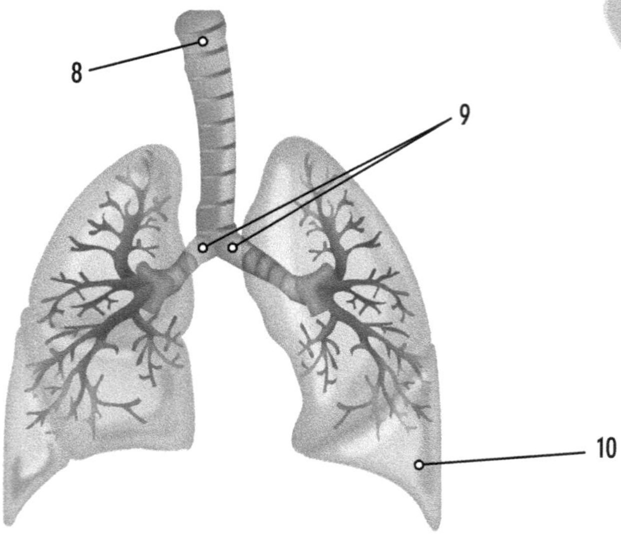

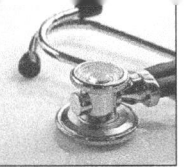

1.2 Virussen

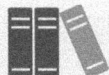
- Basiswerk AG: Inleiding medische kennis (ISBN 978 90 313 4948 7)
- Merck Manual Medisch Handboek

- www.microbiologie.info
- www.thinkquest.nl (> bouw van een virus)

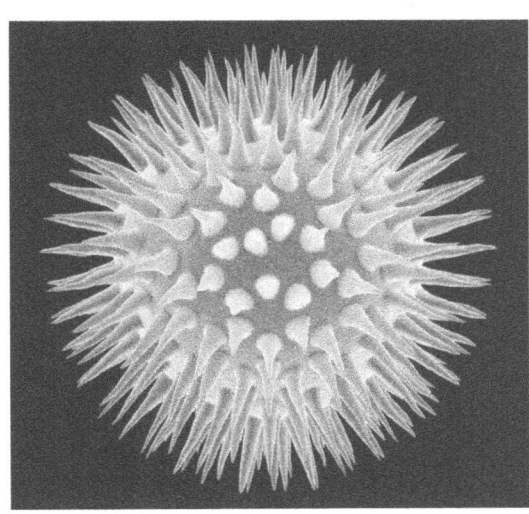

Verkoudheid en griep worden allebei veroorzaakt door een virus. Hieronder zie je het bouwpatroon van een virus. Vul de juiste nummers in bij de pijlen.

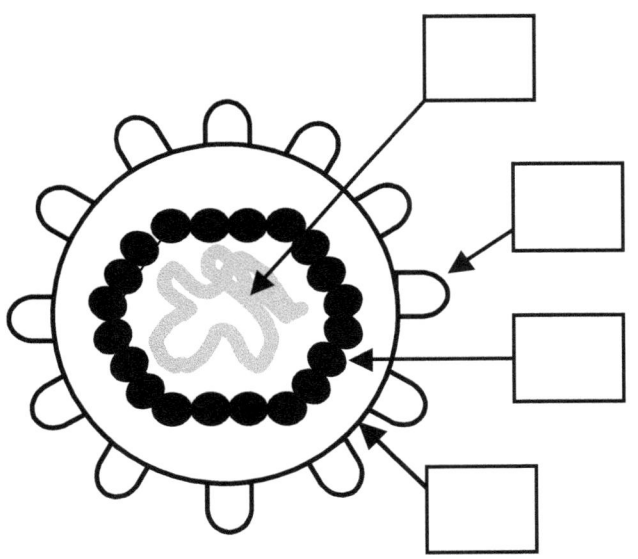

1. Genetisch materiaal (DNA of RNA-streng)
2. Eiwitmantel (capside)
3. Envelop
4. Spike

Een virus heeft een *gastheercel* nodig om zich te kunnen vermenigvuldigen. Elke virussoort kiest daarbij voor een bepaald type cellen.
Op de volgende pagina zie je een schematische weergave van de manier waarop een virus zich vermenigvuldigt.
Noteer bij elk plaatje wat er gebeurt.

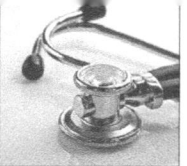

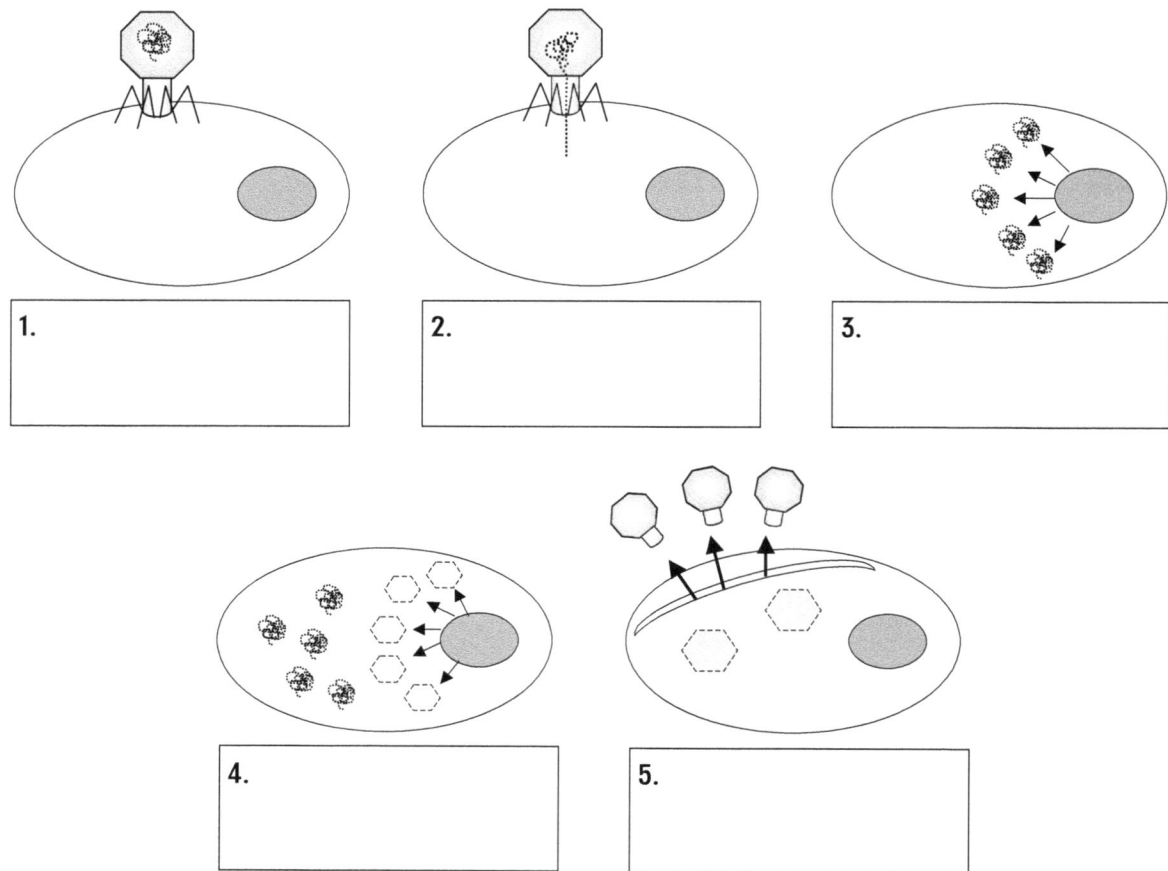

1.

2.

3.

4.

5.

Virussen en bacteriën zijn totaal verschillende organismen. Hieronder staat een aantal kenmerken. Kruis aan welke alleen bij virussen horen, welke alleen bij bacteriën en welke bij beide.

Kenmerk	Virussen	Bacteriën
Hebben een eigen stofwisseling.		
Planten zich zelfstandig voort via celdeling.		
Laten de gastheercel hun vermenigvuldiging opknappen.		
Zijn meestal onschadelijk of zelfs nuttig.		
Zijn altijd schadelijk.		
Kunnen gedood worden met behulp van antibiotica.		
Zijn zichtbaar met een gewone lichtmicroscoop.		
Worden uitgeschakeld door antistoffen die het lichaam aanmaakt.		

Waarom bestaan er geen medicijnen die een virus doden, zoals antibiotica dat doen bij bacteriën?

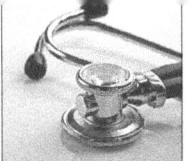

1.3 De afweerreactie

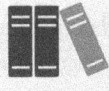
- Basiswerk AG: Inleiding medische kennis (ISBN 978 90 313 4948 7)
- Basiswerk AG: Anatomie & fysiologie (ISBN 978 90 313 4672 1)
- Merck Manual Medisch Handboek
- www.schooltv/beeldbank (> afweer)

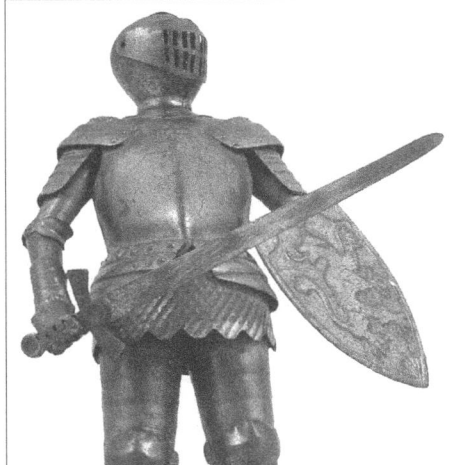

Het lichaam beschikt over een gevoelig afweersysteem dat binnengedrongen schadelijke bacteriën en virussen herkent en te lijf gaat. Daarbij spelen de *witte bloedcellen* een hoofdrol.

Door een buisje bloed te centrifugeren kun je de verschillende bestanddelen van het bloed scheiden in zogenaamde *fracties*. De zwaarste bestanddelen komen onder in het buisje terecht, de lichtste bovenin. Zo'n scheiding door te centrifugeren heet: een *hematocriet*. Geef in onderstaande afbeelding aan waaruit de verschillende fracties bestaan.

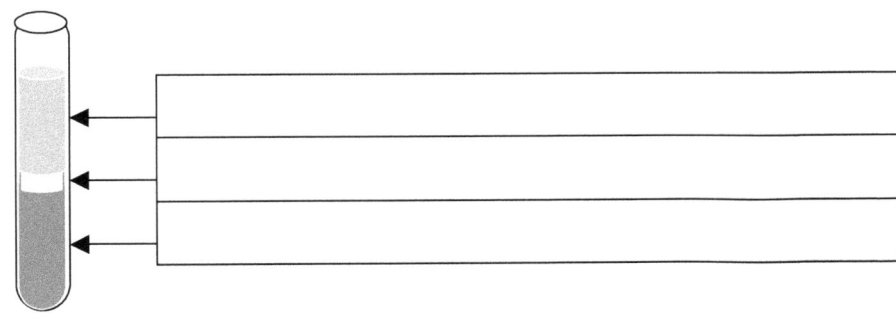

Je kunt witte bloedcellen indelen in 2 hoofdgroepen: *granulocyten* en *lymfocyten*.
Welke rol spelen beide typen cellen in de afweer tegen virussen en bacteriën?

Reactie van granulocyten op schadelijke bacteriën en virussen:

Reactie van lymfocyten op schadelijke bacteriën en virussen:

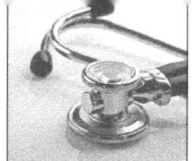

Bekijk de filmpjes over afweer op www.schoolbank.nl.
Hieronder is schematisch weergegeven hoe het afweersysteem op een binnengedrongen bacterie of virus reageert. Onder de afbeelding staan korte omschrijvingen van de diverse stappen van dat proces, maar niet in de juiste volgorde. Geef elke omschrijving het nummer van het bijbehorende plaatje.

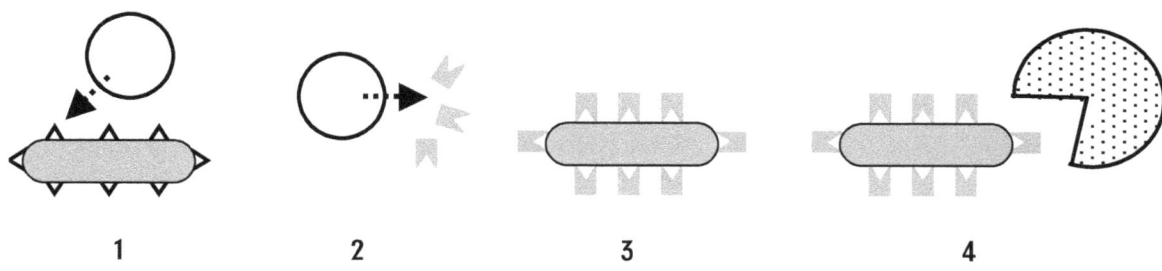

	Een fagocyt ziet een bacterie die bezet is met antistoffen.
	Een lymfocyt maakt antistoffen aan.
	De antistoffen hechten aan de antigenen.
	Een lymfocyt herkent de antigenen op de buitenkant van de indringer.

Zoek de betekenis op van de volgende termen:

Antigen	
Antilichaam	
Immuniteit	
Auto-immuniteit	

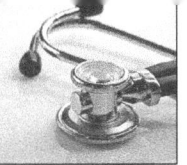

1.4 Het lymfesysteem

- Basiswerk AG: Anatomie & fysiologie (ISBN 978 90 313 4672 1)
- Basiswerk AG: Inleiding medische kennis (ISBN 978 90 313 4948 7)
- Merck Manual Medisch Handboek

Witte bloedcellen verplaatsen zich niet alleen via de bloedvaten, maar ook via een tweede transportsysteem: de *lymfevaten*. Ook dit is een netwerk van vaten die door het hele lichaam lopen. Op de kruispunten van die vaten bevinden zich verdikkingen: de *lymfeknopen*.
Het lymfesysteem vormt een belangrijk onderdeel van de afweer tegen infecties.

Hieronder zijn enkele belangrijke organen en structuren afgebeeld die onderdeel vormen van het lymfesysteem. Vul de namen in in het schema op de volgende bladzijde.

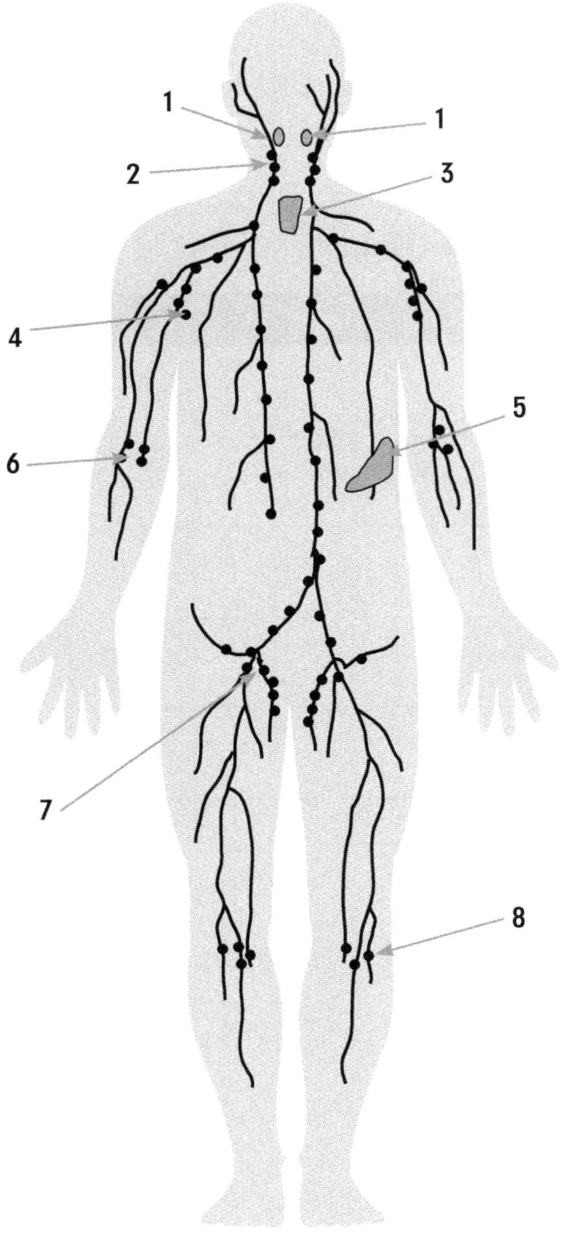

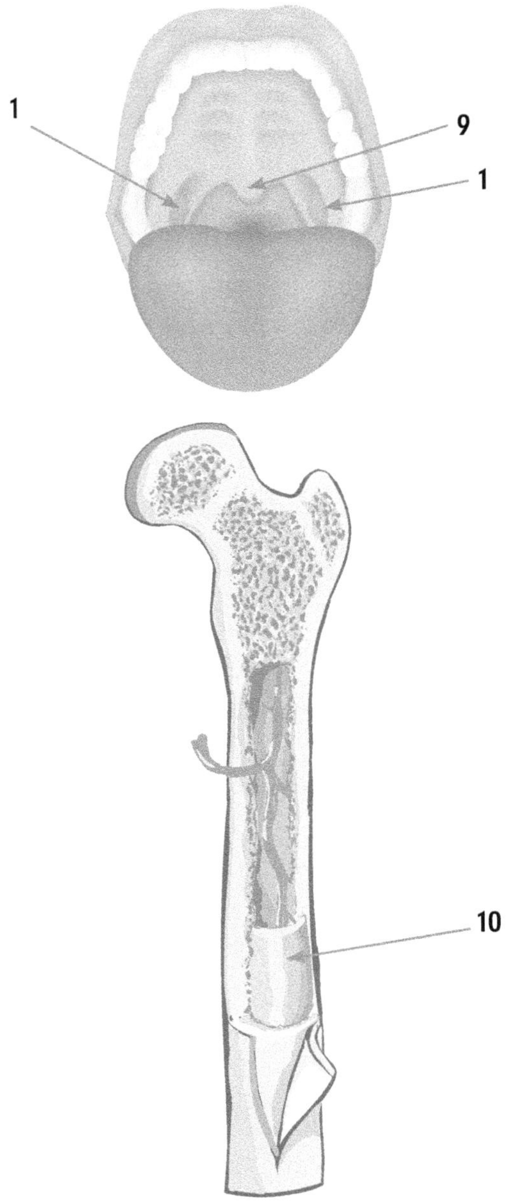

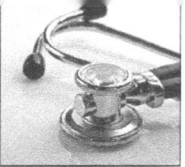

Namen van de diverse organen en weefsels.

1	
2	
3	
4	
5	
6	
7	
8	
9	
10	

Welke rol spelen onderstaande onderdelen binnen het afweersysteem?

	Rol binnen het afweersysteem
Keelamandel	
Lymfeknoop	
Thymus	
Milt	
Beenmerg	

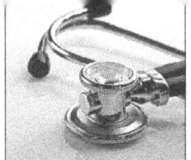

Ziektebeelden

1.5 Aandoeningen

- Basiswerk AG: Medische kennis (ISBN 978 90 313 4937 1)
- Basiswerk AG: Eigen spreekuur en chronische ziekten (ISBN 978 90 313 4778 7)
- Basiswerk AG: Medische achtergronden bij triage (ISBN 978 90 313 6209 7)
- Merck Manual Medisch Handboek

- www.agcontext.nl (> databank > NHG ziektebeschrijvingen)
- www.rivm.nl (> ziekten en aandoeningen)

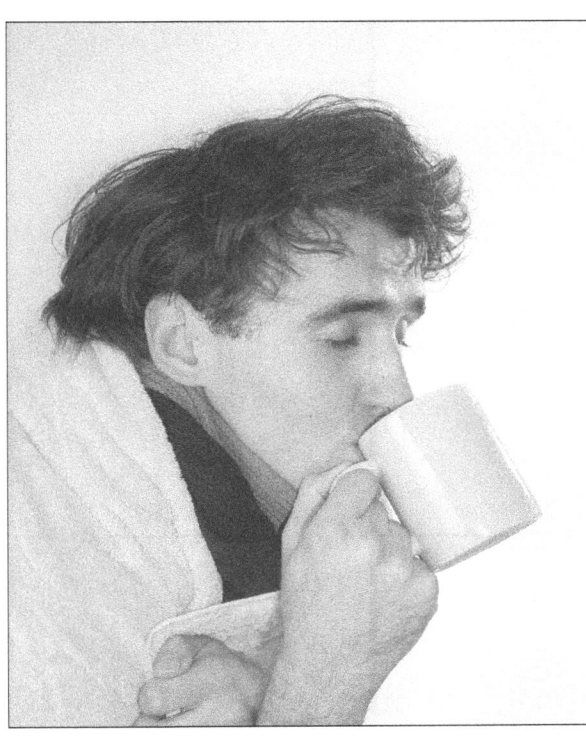

Aandoeningen die een gevoel van grieperigheid veroorzaken zijn:

Primair
- verkoudheid
- griep (influenza)

Secundair (gevolg van die verkoudheid of griep)
- bijholteontsteking
- bronchitis
- longontsteking

Zoek voor deze aandoeningen op:
- Wat is de oorzaak?
- Welke klachten treden op?
- Wat kunnen gevolgen zijn van deze aandoening?

Noteer je bevindingen met steekwoorden in het schema op de volgende pagina's.

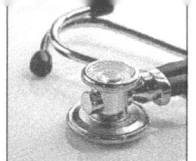

	Verkoudheid	Griep	Bijholteontsteking
Mogelijke gevolgen			
Symptomen			
Oorzaken			

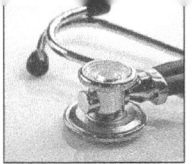

	Bronchitis	Longontsteking
Oorzaken		
Symptomen		
Mogelijke gevolgen		

Medische achtergrondkennis

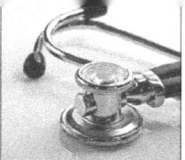

1.6. Test jezelf

- www.gezondheid.be (> ziekte en aandoeningen > infecties > griep > meer dossiers > 10 vragen over griep)

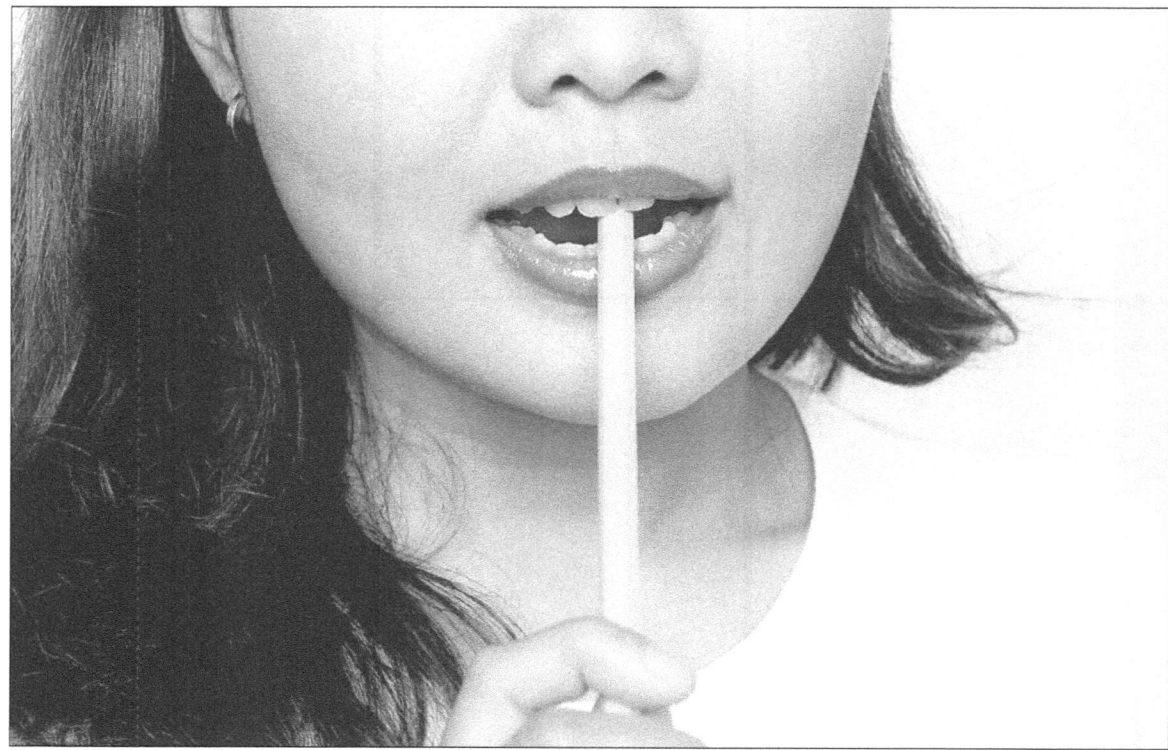

Lees het artikel "10 Vragen over griep" op bovengenoemde site en maak een kort uittreksel.

Onder de alinea over vraag 1 (Wat is het verschil tussen griep en andere luchtweginfecties?) staan twee links:

- Test je kennis over verschil griep/verkoudheid.
- Test jezelf: heb je griep of verkoudheid?

Maak beide tests en vergelijk je resultaten met die van je studiegenoten.

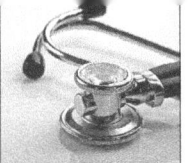

1.7 Vragen

- Basiswerk AG: Anatomie & fysiologie (ISBN 978 90 313 4672 1)
- Basiswerk AG: Inleiding medische kennis (ISBN 978 90 313 4948 7)
- Basiswerk AG: Medische kennis (ISBN 978 90 313 4937 1)
- Merck Manual Medisch Handboek
- www.agcontext.nl

Zoek het antwoord op de volgende vragen.

1. Noem 2 functies van het neusslijmvlies.

2. Bij verkoudheid en griep is vaak de neus verstopt. Hoe komt dat?

3. Wat bevindt zich boven in de neusholte, boven de bovenste neusschelp?

4. Waarom proef je minder als je verkouden bent?

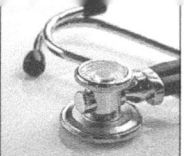

5. Welke soorten amandelen heeft een mens en waar zitten deze?

6. Wat zijn de verschillen tussen een virus en een bacterie?

7. Wat wordt bedoeld met de *incubatietijd* van een infectie?

8. Omschrijf kort wat *immuniteit* inhoudt en hoe deze ontstaat.

9. Wat is een *epidemie*? En wanneer spreek je van een *pandemie*?

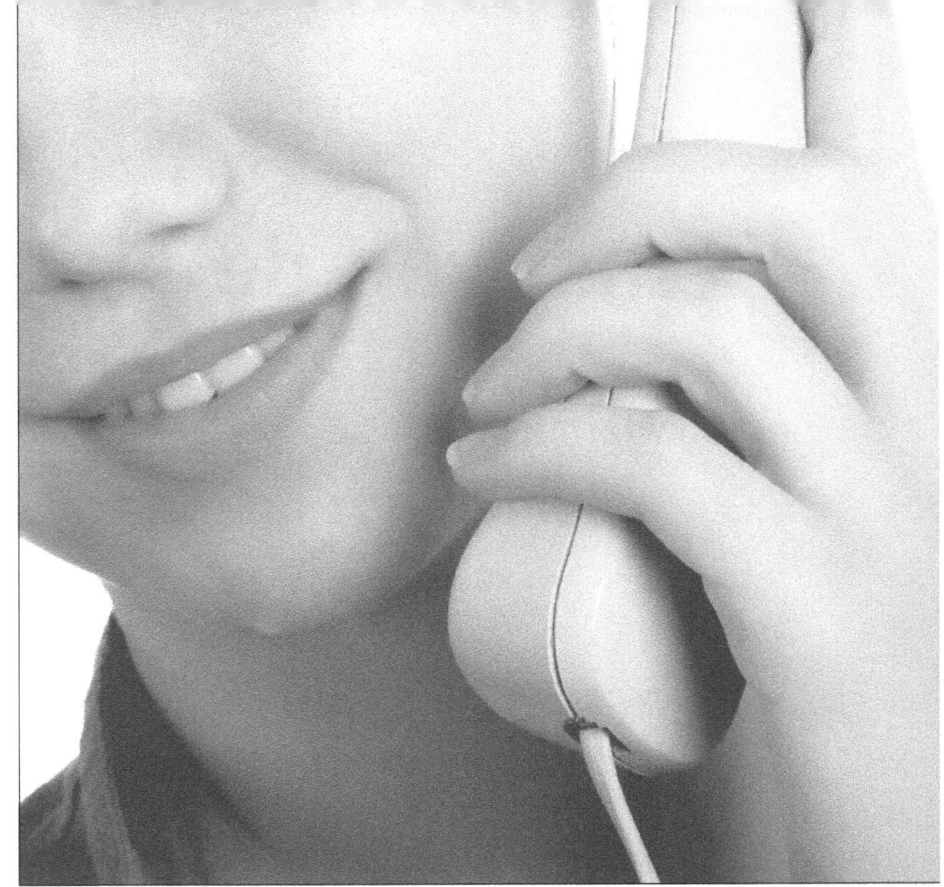

hoofdstuk 2

De intake

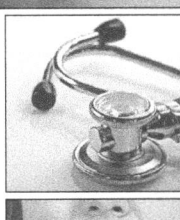
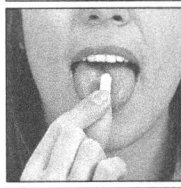
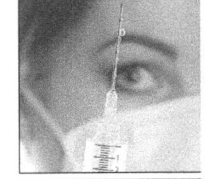
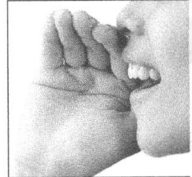
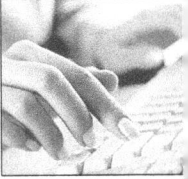
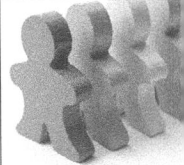
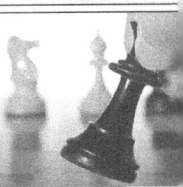

Verkoudheid en griep gaan vaak vanzelf over, maar soms treden er complicaties op. Vooral oudere mensen zijn daar gevoelig voor. De doktersassistent moet er tijdens het intakegesprek achter komen of zelfzorg (voorlopig) volstaat of dat het verstandig is om een afspraak met de huisarts te maken. En zo ja, of daarbij haast geboden is.

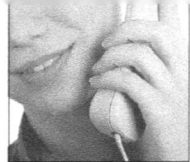

Ernst van de klachten

2.1 Alarmfactoren

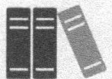
- NHG-telefoonwijzer
- Basiswerk AG: Medische achtergronden bij triage (ISBN 978 90 313 6209 7)

Zoek op wat *alarmfactoren* zijn bij grieperigheid.

Spoed

Dringend

Routine

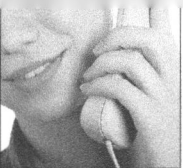

Noteer hieronder voor welke groepen griep gevaarlijk kan zijn.

Risicogroepen bij griep

Zoek op bij welke klachten deze mensen contact moeten opnemen met de huisarts.

Verontrustende klachten

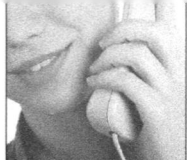

Het intakegesprek

2.2 Rollenspel

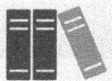
- NHG-telefoonwijzer
- Basiswerk AG: Triage (ISBN 978 90 313 62 103)
- Basiswerk AG: Medische achtergronden bij triage (ISBN 978 90 313 6209 7)

Oefen een intakegesprek door middel van rollenspellen. Hierin komen de volgende patiënten aan bod:

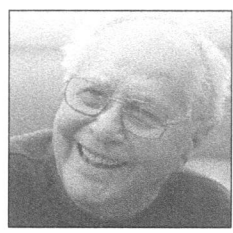

Anton Snijders ligt in bed en voelt zich zo slap als een vaatdoek.

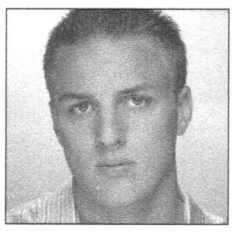

Peter Jolink is nog nooit zó verkouden geweest.

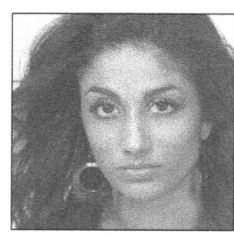

Maria Birsaks hele gezicht doet pijn.

Op de volgende pagina's staat hun verhaal. Degenen die de rol van patiënt spelen gebruiken dit om zich voor te bereiden. Kies uit welk telefoongesprek jij als doktersassistent gaat beantwoorden.

NB: als jij de rol van doktersassistent speelt, lees de betreffende casusbeschrijving dan niet door. Het is immers de kunst om zelf achter alle relevante informatie te komen door de juiste vragen te stellen.

De rest observeert het intakegesprek aan de hand van het formulier op de volgende pagina.

Bespreek elk intakegesprek na en noteer eventuele aandachtspunten waar je de volgende keer extra op moet letten (zie pagina 30).

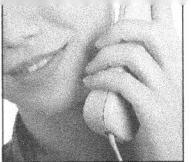

Observatielijst Intake

Vul per aandachtspunt in:
- goed (+)
- matig (+/-)
- zwak (-)

naam doktersassistent >			
Haalt alle belangrijke informatie boven tafel.			
Nodigt de patiënt uit om zijn/haar eigen verhaal te vertellen.			
Vraagt door op antwoorden van de patiënt.			
Controleert of ze de antwoorden van de patiënt goed begrepen heeft.			
Benadert de patiënt op een prettige manier.			
Slaagt erin om de patiënt gerust te stellen.			
Neemt uiteindelijk een duidelijk besluit.			
Neemt dat besluit op goede gronden.			
Legt de patiënt duidelijk uit wat er nu gebeuren gaat.			
Komt geloofwaardig en professioneel over.			

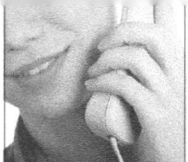

Casussen ten behoeve van het rollenspel

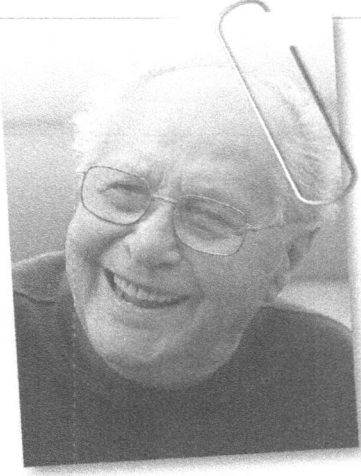

Anton Snijders

Persoonsgegevens

Naam:	Anton Snijders
Leeftijd:	68
Geboortedatum:	03-04-1942
Adres:	Hemonylaan 104, 2571 JT Den Haag
Burgerservicenummer:	025795297
Verzekering:	Menzis
Polisnummer:	234.897.884

Je heet Joke en belt vanwege je man Anton.
Hij ligt in bed en voelt zich erg beroerd.
Dat is niet normaal, hij is nooit ziek.
Je man voelt zich erg slap en heeft enorme hoofdpijn.
Dit duurt nu al meer dan een week.
Je wilt graag een afspraak voor hem maken.
Of nog beter: kan de dokter zelf langskomen?

Geef de volgende informatie alleen als de doktersassistent er zelf naar vraagt:
- De hoofdpijn is geleidelijk begonnen en is nu heel hevig.
- Anton heeft een verstopte neus.
- Hij transpireert sterk en heeft last van rillingen.
- Hij heeft keelpijn en moet hoesten.
- Hij heeft sinds 4 dagen hoge koorts (39-40°C).
- Hij heeft geen rode vlekjes.
- Hij is niet suf of warrig.
- Hij heeft geen verlammingsverschijnselen.
- Hij kan goed zien en heeft geen last van licht.

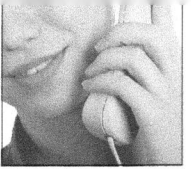

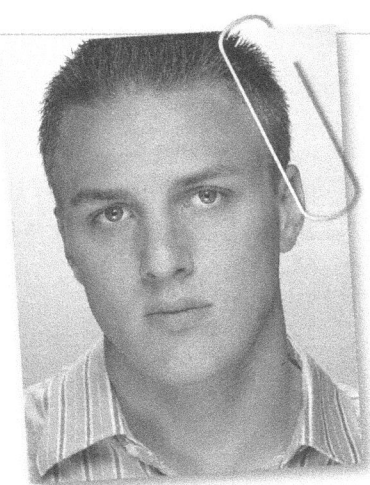

Peter Jolink

Persoonsgegevens

Naam:	Peter Jolink
Leeftijd:	22
Geboortedatum:	08-05-1988
Adres:	Breestraat 13, 2517 GG Den Haag
Burgerservicenummer:	045373952
Verzekering:	Zilveren Kruis
Polisnummer:	233.663.736

Je voelt je al drie dagen erg slap.
Je hebt een loopneus en loopt de hele dag te niezen.
Dat is raar, want het is hartje zomer.
Natuurlijk ben je wel eens verkouden, maar dit is veel heftiger dan je ooit hebt meegemaakt.

Geef de volgende informatie alleen als de doktersassistent er zelf naar vraagt:
- Je hebt een beetje keelpijn.
- Je moet soms hoesten.
- Je hebt verhoging (37,5°C).
- Je hebt geen rode vlekjes.
- Je bent niet suf of warrig.
- Je hebt geen verlammingsverschijnselen.
- Je kunt goed zien en hebt geen last van licht.

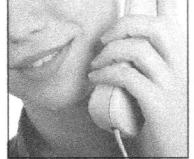

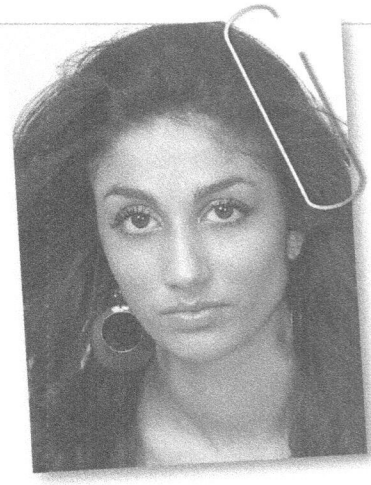

Maria Birsak

Persoonsgegevens

Naam:	Maria Birsak
Leeftijd:	33
Geboortedatum:	04-09-1977
Adres:	Johan de Bruinstraat 21, 2511 GT Den Haag
Burgerservicenummer:	064536329
Verzekering:	Zilveren Kruis
Polisnummer:	231.456.238

Je voel je belabberd.
Je hebt hoofdpijn, een verstopte neus en ook nog eens kiespijn.
Je bent twee dagen geleden bij de tandarts geweest maar volgens hem is je gebit prima in orde.
Het begon ongeveer 2 weken geleden met een verkoudheid.

Geef de volgende informatie alleen als de doktersassistent er zelf naar vraagt:
- De kiespijn begon geleidelijk maar is nu voortdurend aanwezig.
- Het doet pijn in je gezicht als je bukt, vooral onder je ogen en je kaken.
- Je hebt geelgroen snot.
- Je hebt lichte verhoging (37,5 - 38°C).
- Je hebt geen rode vlekjes.
- Je bent niet suf of warrig.
- Je hebt geen verlammingsverschijnselen.
- Je kunt goed zien en hebt geen last van licht.

Aandachtspunten voor een volgende keer

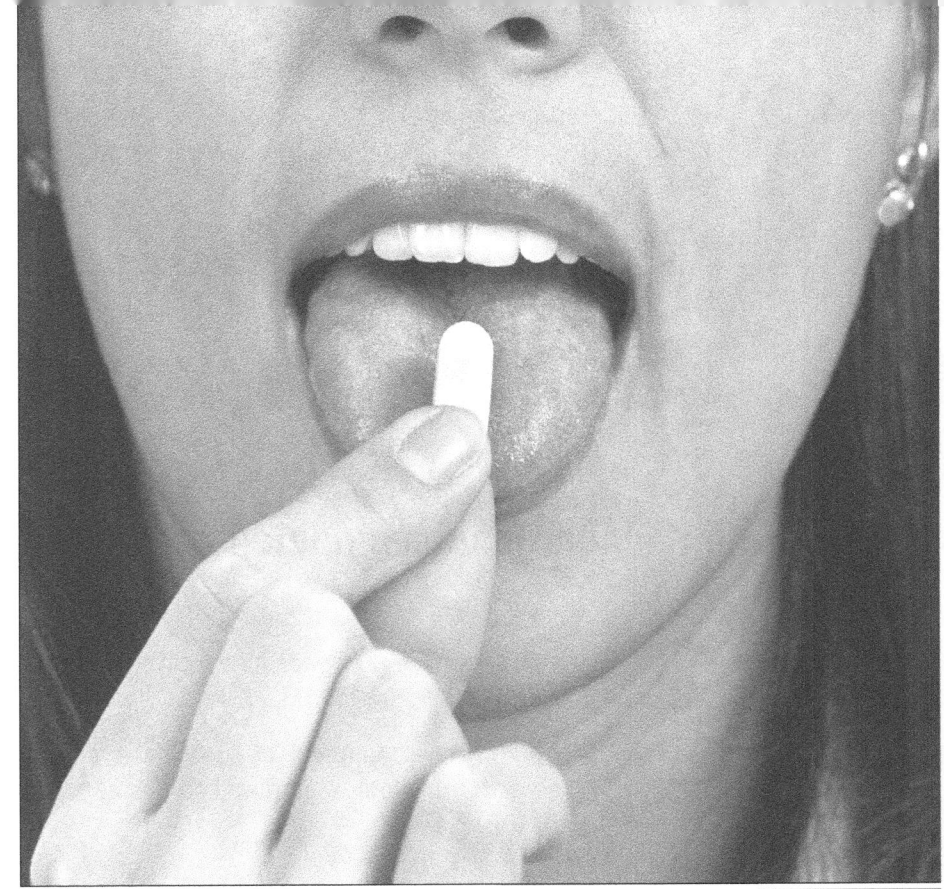

hoofdstuk 3
Geneesmiddelen

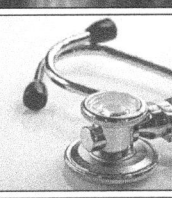
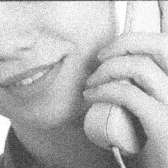
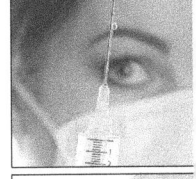
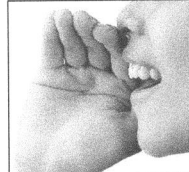
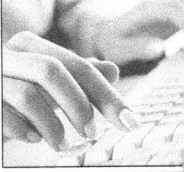
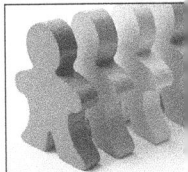
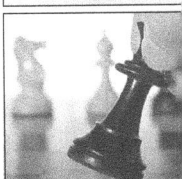

Er zijn allerlei geneesmiddelen om de klachten te bestrijden van griep, verkoudheid of aandoeningen die daar weer het gevolg van zijn. Als doktersassistent hoef je niet precies te weten welke stoffen er in die geneesmiddelen zitten. Maar wel om wat voor type medicijnen het gaat, hoe ze werken en wat eventuele bijwerkingen zijn. Alleen dan kun je de patiënt goed advies geven.

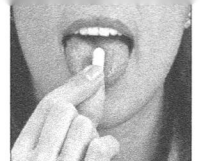

Medicijnen tegen griep en verkoudheid

3.1 Typen geneesmiddelen

 • Basiswerk AG: Geneesmiddelenkennis voor doktersassistenten (ISBN 978 90 313 6171 7)

 • www.serviceapotheek.nl (>medische informatie > geneesmiddelen van A tot Z)
• www.farmacotherapeutischkompas.nl

In de meeste gevallen is het eigen afweersysteem prima in staat om een verkoudheid of lichte griep de baas te worden. De infectie is meestal binnen 1 à 2 weken onder controle. Geneesmiddelen tegen verkoudheid of griep zijn vooral bedoeld om de klachten te verlichten.
Maar als de verkoudheid of griep uitmonden in een tweede infectie, dan kunnen geneesmiddelen wel een belangrijke rol spelen in het genezingsproces.

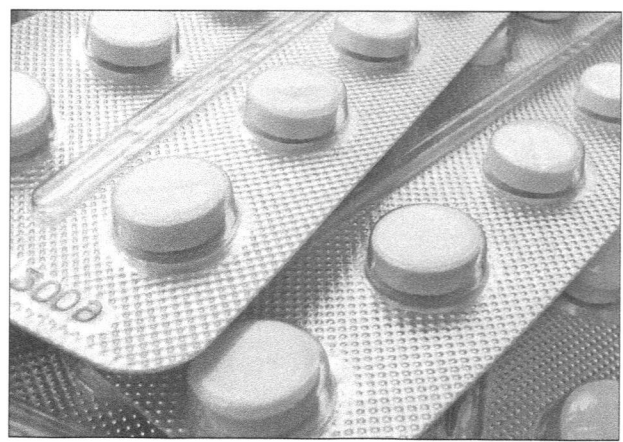

In het schema op de volgende pagina's staan geneesmiddelen die regelmatig worden voorgeschreven aan patiënten die zich grieperig voelen. Of aan patiënten die door een stevige griep zo verzwakt zijn dat ze een andere infectie oplopen.

Zoek per geneesmiddel op:

- werkzame stof
- toedieningsvorm
- essentie van de werking
- indicaties om het middel voor te schrijven
- bijwerkingen
- contra-indicaties

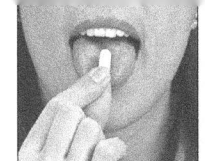

	Werkzame stof	Toedieningsvorm	Werking	Indicaties	Bijwerkingen	Contra-indicaties
Griep	Relenza					
	Tamiflu					
	Amantidine					
Verkoudheid	Otrivin					
	Paracetamol					
	Codeïne					

Geneesmiddelen

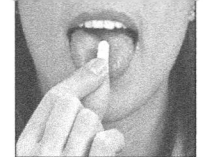

	Werkzame stof	Toedieningsvorm	Werking	Indicaties	Bijwerkingen	Contra-indicaties
Bijholteontsteking Xylometazoline / Otrivin / Neusdruppels						
Celestone						
Flixonase / Fluticason						
Longontsteking Clamoxyl / Amoxicilline						
Doxy disp / Vibramicvine / Doxycycline						
Penicilline						

Geneesmiddelen

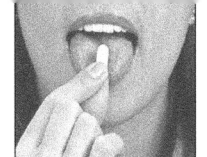

3.2 De griepprik

- www.artsennet.nl (> griep > Tijd voor de griepprik > Patiëntenbrief Griep en de griepprik)
- www.degrotegriepmeting.nl (> onderwijs > griepquiz)

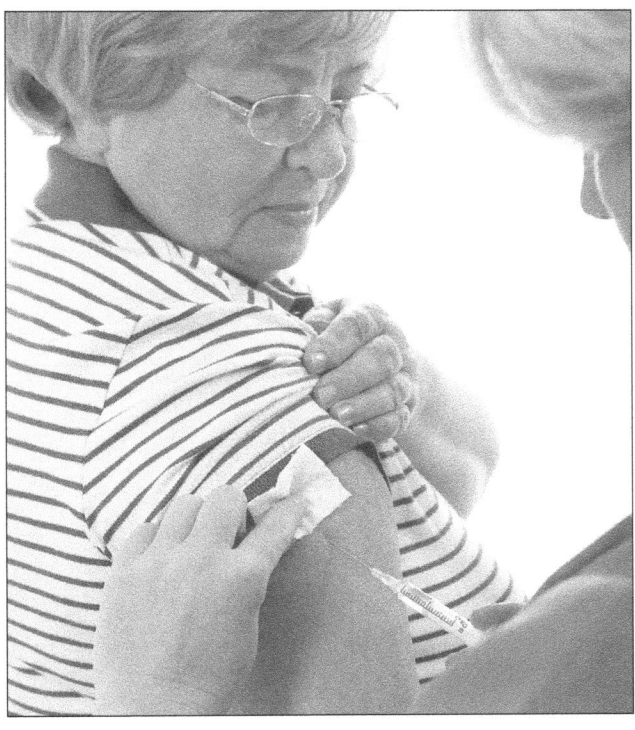

Elke jaar, tussen november en januari, waart er een griepgolf door het land. In die periode loopt ongeveer 1 op de 20 mensen griep op. Voor sommige mensen kan het influenzavirus gevaarlijk zijn, bijvoorbeeld voor ouderen. Griep leidt jaarlijks tot 20.000 ziekenhuisopnames en 500 tot 2000 sterfgevallen!
Er bestaat een landelijk vaccinatieprogramma voor mensen die tot een van de risicogroepen behoren. Zij kunnen bij de huisarts elk jaar de *griepprik* halen. De kosten wordt vergoed door de ziektekostenverzekering.

De griepprik is geen geneesmiddel maar een vaccinatie. Doordat het influenzavirus steeds weer van vorm verandert moet de griepprik elk jaar opnieuw herhaald worden.

Zoek op welke groepen mensen in aanmerking komen voor de gratis griepprik.

Mensen die tot een risicogroep behoren ontvangen elk jaar een oproep voor de griepprik. Doktersassistenten versturen die oproepen.

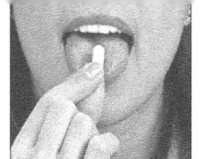

Surf naar www.degrotegriepmeting.nl en doe de Griepquiz. Noteer hieronder het juiste antwoord op de genoemde quizvragen.

Vraag		Antwoord
4	In welk seizoen is de kans op griep het grootst?	
7	Hoe wordt onderscheid gemaakt tussen verschillende griepvirussen?	
15	Wat kost het griepvaccin voor mensen die niet tot de risicogroep behoren?	
17	Hoe wordt het griepvaccin gemaakt?	
18	Waarom moet de griepprik elk jaar herhaald worden?	

Hieronder staan een paar mogelijke vragen van patiënten. Wat zou jij hen antwoorden?.

"Vorig jaar heb ik de griepprik gehad maar toch kreeg ik griep. Heeft die griepprik eigenlijk wel zin?"

"Ik ben 67, kerngezond en nooit ziek. Nu heb ik een oproep voor de griepprik gekregen. Is dat in mijn geval niet een beetje overdreven?

"Ik ben 4 maanden zwanger. Een aantal collega's en vrienden ligt met griep in bed. Is het in mijn geval verstandig om een griepprik te halen, ook al ben ik nog lang geen 65?"

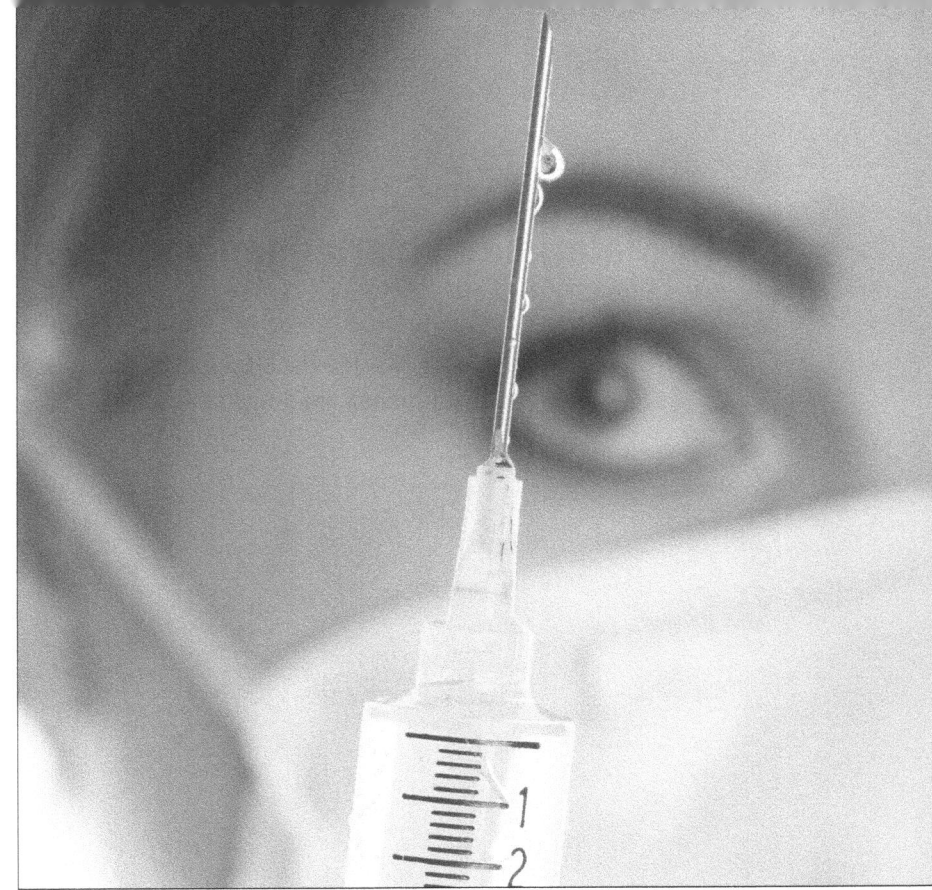

hoofdstuk 4
Medisch handelen

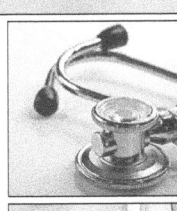
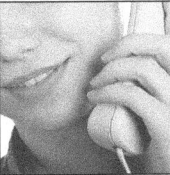
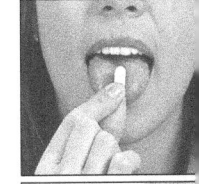
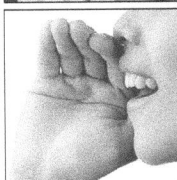
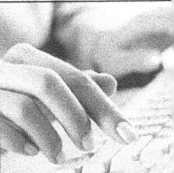
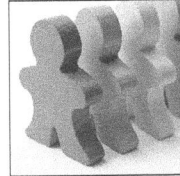
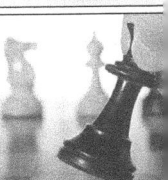

Op de huisartsenpraktijk worden bepaalde vormen van medisch onderzoek uitgevoerd en kleinere medische ingrepen verricht. Als doktersassistent zul je de arts hierbij regelmatig assisteren. Maar sommige medische handelingen voer je zelfstandig uit. Omdat verkoudheid en griep meestal met behulp van geneesmiddelen bestreden worden, komen in dit hoofdstuk een aantal meer algemene medische handelingen aan bod.

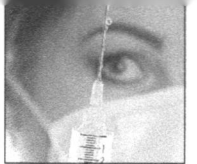

4.1 Materialen klaarleggen voor subcutaan injecteren

- Basiswerk AG: Medisch-technisch handelen (ISBN 978 90 313 4708 6)
- Protocollenboek van jouw opleiding

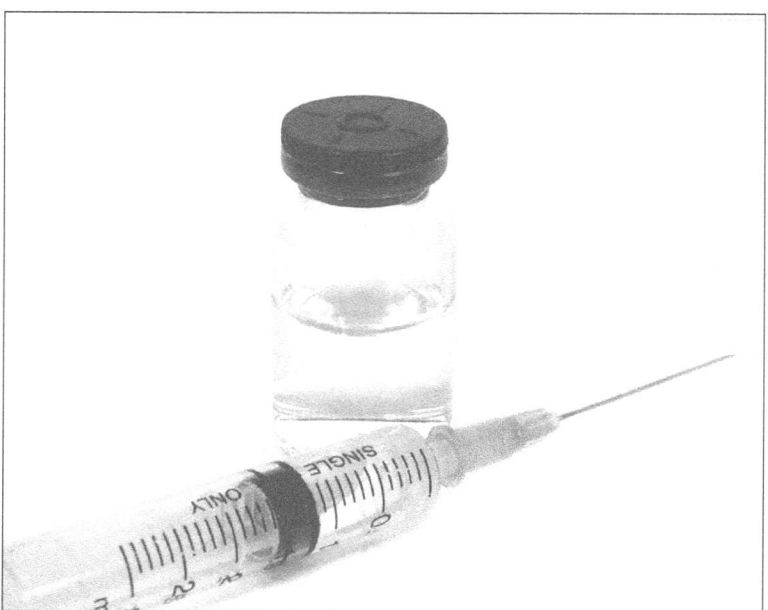

Vorm een tweetal en oefen deze handeling. Ga als volgt te werk.

- Lees samen het protocol door en bekijk de benodigde attributen.
- Verdeel de rollen: de een is doktersassistent en voert de handeling uit, de ander observeert.
- Voer de handeling uit, zonder het protocol te raadplegen. Gebruik een zoutoplossing (NaCl) als entvloeistof.
- De observator kijkt of jij de handeling volgens voorschrift uitvoert.
- Bespreek de oefening met elkaar. Voerde je bepaalde handelingen niet helemaal goed uit of hanteerde je een verkeerde werkvolgorde? Of heb je misschien bepaalde stappen per ongeluk overgeslagen? Noteer dat hieronder.
- Wissel van rol en herhaal de oefening.

Aandachtspunten voor een volgende keer

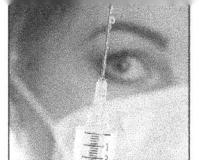

4.2 Subcutane injectie klaarmaken

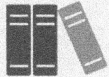
- Basiswerk AG: Medisch-technisch handelen (ISBN 978 90 313 4708 6)
- Protocollenboek van jouw opleiding

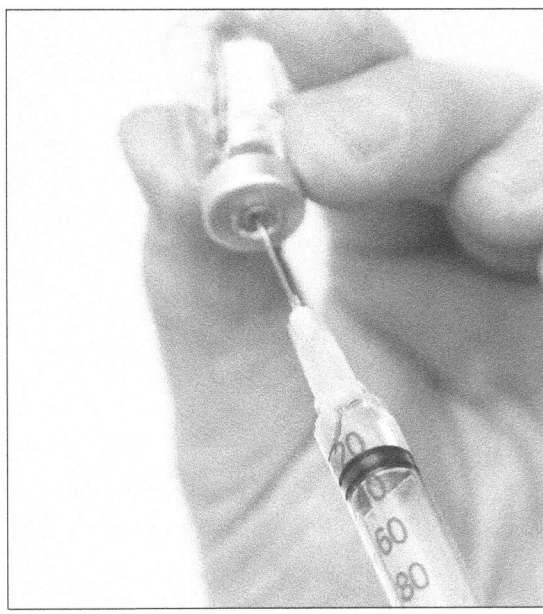

Vorm een tweetal en oefen deze handeling.
Ga als volgt te werk.

- Lees samen het protocol door en bekijk de benodigde attributen.
- Verdeel de rollen: de een is doktersassistent en voert de handeling uit, de ander observeert.
- Voer de handeling uit, zonder het protocol te raadplegen. Gebruik een zoutoplossing (NaCl) als entvloeistof.
- De observator kijkt of jij de handeling volgens voorschrift uitvoert.
- Bespreek de oefening met elkaar. Voerde je bepaalde handelingen niet helemaal goed uit of hanteerde je een verkeerde werkvolgorde? Of heb je misschien bepaalde stappen per ongeluk overgeslagen? Noteer dat hieronder.
- Wissel van rol en herhaal de oefening.

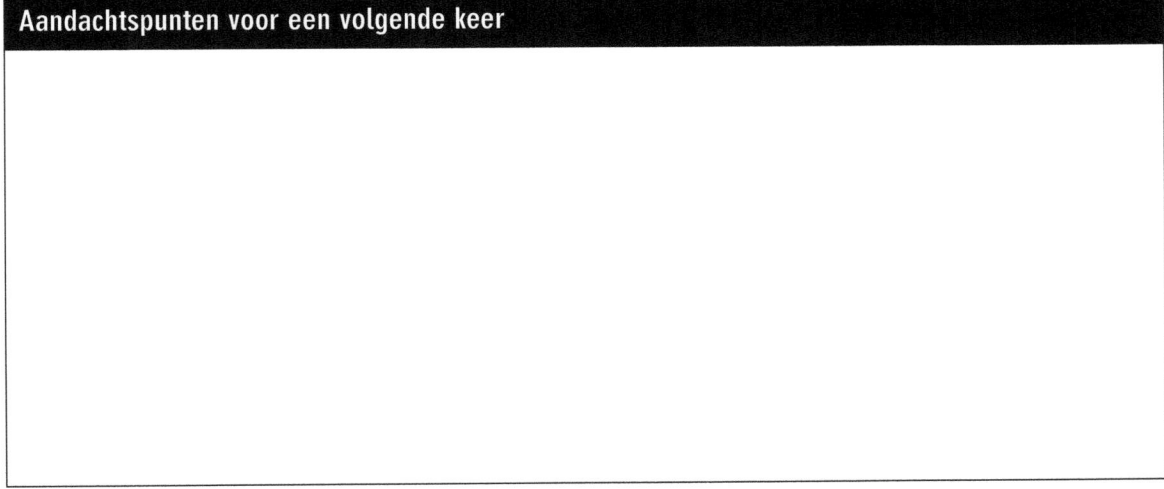

Aandachtspunten voor een volgende keer

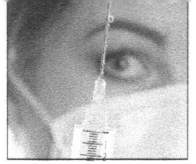

4.3 Subcutane injectie toedienen

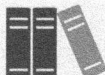
- Basiswerk AG: Medisch-technisch handelen (ISBN 978 90 313 4708 6)
- Protocollenboek van jouw opleiding

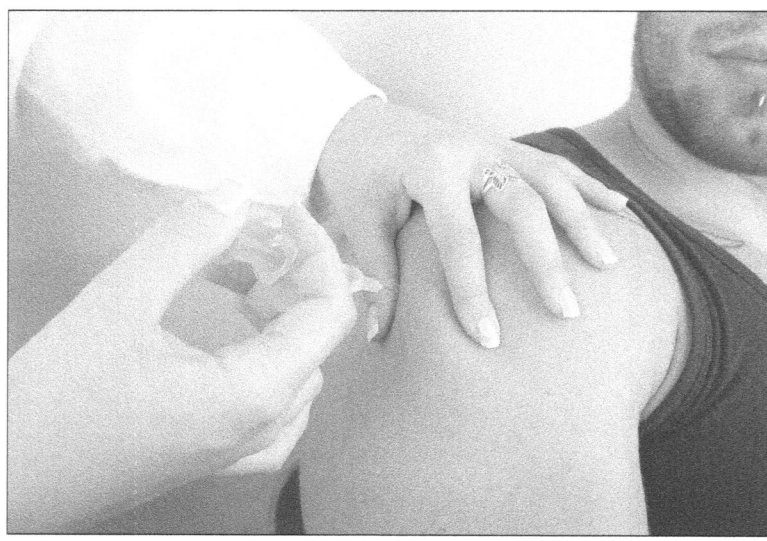

Vorm een tweetal en oefen deze handeling. Ga als volgt te werk.

- Lees samen het protocol door en bekijk de benodigde attributen.
- Verdeel de rollen: de een is doktersassistent en voert de handeling uit, de ander observeert.
- Voer de handeling uit, zonder het protocol te raadplegen. Gebruik een zoutoplossing (NaCl) als entvloeistof.
- De observator kijkt of jij de handeling volgens voorschrift uitvoert.
- Bespreek de oefening met elkaar. Voerde je bepaalde handelingen niet helemaal goed uit of hanteerde je een verkeerde werkvolgorde? Of heb je misschien bepaalde stappen per ongeluk overgeslagen? Noteer dat hieronder.
- Wissel van rol en herhaal de oefening.

Aandachtspunten voor een volgende keer

Het toedienen van een subcutane injectie is:
○ een voorbehouden handeling
○ een niet-voorbehouden handeling

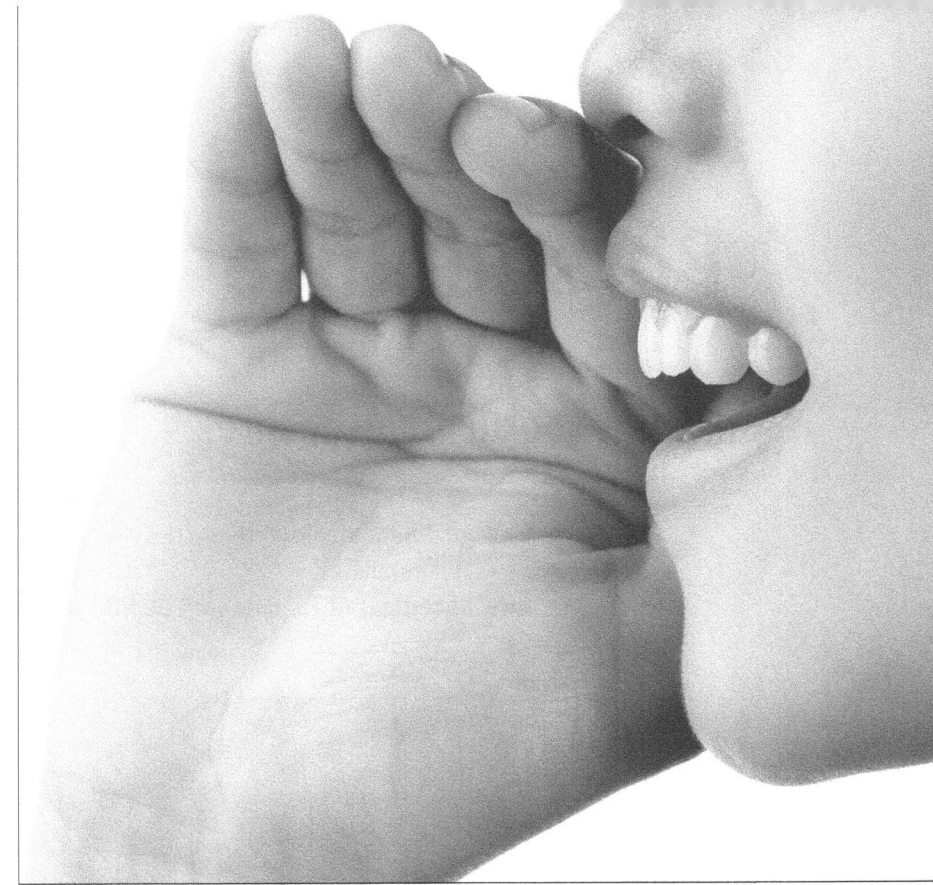

hoofdstuk 5
Voorlichting en advies

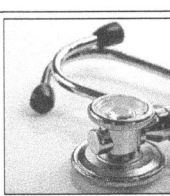
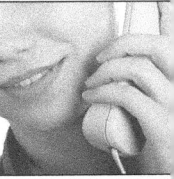
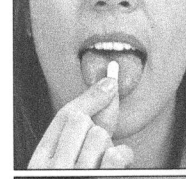
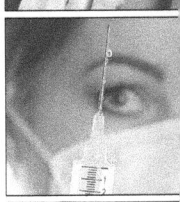
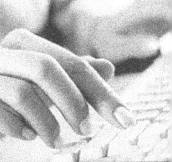
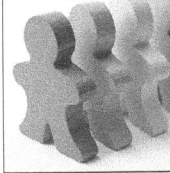
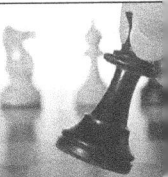

Patiënten verwachten goed advies van de doktersassistent. Voor het geven van advies en voorlichting heb je meer nodig dan vakkennis alleen. Je moet ook weten hoe je de boodschap zó kunt brengen dat de patiënt hem begrijpt, er open voor staat en ook echt iets met de gegeven informatie kan.

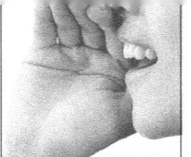

Persoonlijke voorlichting

5.1 Het voorlichtingsgesprek

- www.gezondheidsplein.nl
- www.ziekenhuis.nl
- www.agcontext.nl (> databank > NHG patiëntenbrieven en NHG patiëntenfolders)

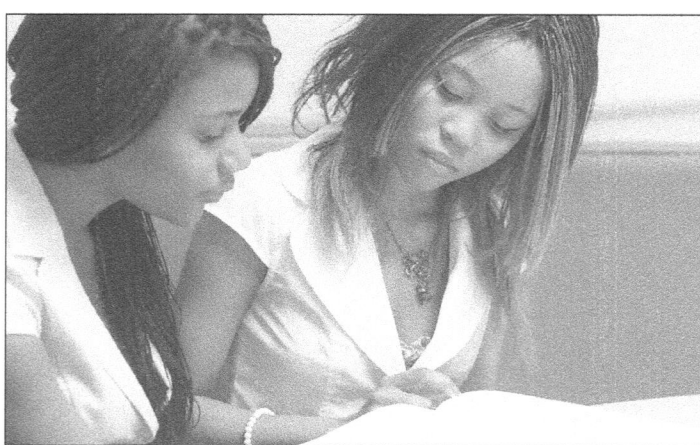

Vorm een drietal en oefen het geven van voorlichting door middel van rollenspellen. Elk van jullie kiest één van onderstaande aandoeningen:

- griep
- longontsteking
- bijholteontsteking

Verdeel de rollen: wie is de doktersassistent, wie patiënt en wie observator? Noteer dat in onderstaande tabel.

	rol doktersassistent	rol patiënt	rol observator
griep			
longontsteking			
bijholteontsteking			

Bereid je voor door zoveel mogelijk informatie op te zoeken over de gekozen aandoening:

- Waardoor wordt deze aandoening veroorzaakt?
- Welke klachten kunnen optreden?
- Wat is er aan te doen en hoe gaat dat in zijn werk?

De observator beoordeelt het gesprek aan de hand van het observatieformulier op de volgende pagina.

Bespreek elk rollenspel na en noteer eventuele aandachtspunten waar je een volgende keer extra op moet letten (zie pagina 45).

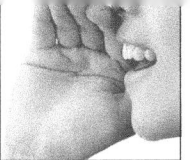

Observatielijst Voorlichting geven

Vul per aandachtspunt in:
- goed (+)
- matig (+/-)
- zwak (-)

naam doktersassistent >			
De voorlichter is goed te verstaan.			
Het verhaal zit logisch in elkaar.			
De voorlichter gebruikt hulpmiddelen ter verduidelijking (plaatjes, modellen, enz.).			
De voorlichter vermijdt onnodige vaktermen.			
Hij/zij geeft veel aandacht aan de patiënt.			
Hij/zij nodigt de patiënt uit om vragen te stellen.			
De voorlichter controleert actief of de patiënt het verhaal goed begrijpt.			
De voorlichter komt deskundig over.			
De voorlichter komt prettig over.			
Na afloop weet de patiënt alles wat hij weten moet.			

Aandachtspunten voor een volgende keer

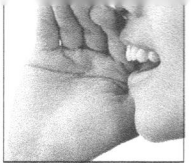

Internet als informatiebron

5.2 Betrouwbaarheid van websites

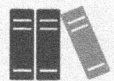 • Basiswerk AG: Professionele communicatie en beroepshouding
(ISBN 978 90 313 4953 1)

Vroeger gingen mensen volledig af op wat de huisarts zei. Maar sinds de opkomst van internet is dat veranderd. Nu gaan ze vaak eerst zelf 'googelen' om er achter te komen wat ze onder de leden hebben. Steeds vaker hebben patiënten zelf al een mening over wat er scheelt en over de geneesmiddelen of een behandeling die ze wel of juist niet willen. Dat ze al over enige voorkennis beschikken is niet verkeerd. Maar dat mensen zichzelf beschouwen als dokter gaat een stap te ver.

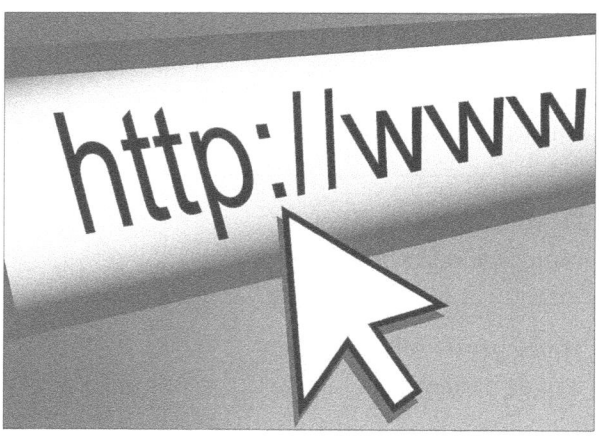

Internet biedt veel nieuwe mogelijkheden maar het heeft ook duidelijke beperkingen. Kun je voorbeelden daarvan bedenken?

Mogelijkheden van internet

Beperkingen van internet

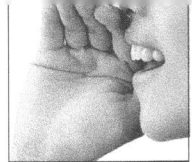

Er zijn honderden internetsites over ziekte en gezondheid, over vrijwel elke aandoening kun je informatie vinden. Op websites van gespecialiseerde organisaties, op forums waarin patiënten informatie en ervaringen uitwisselen, op sites met werkstukken van scholieren en studenten, enzovoort.

Sommige sites zijn heel overzichtelijk en compleet. Andere zijn nogal chaotisch of geven slechts beperkte informatie. Sommige sites zijn actueel, andere al jaren oud.
Hoe weet je of een site een bruikbare en betrouwbare informatiebron is?

Bekijk samen met een studiegenoot een aantal verschillende sites die verschijnen als je 'Griep" googelt. Kies websites van officiële instanties en websites waarin 'gewone' mensen informatie uitwisselen.
Bepaal aan welke eisen een internetsite moet voldoen voordat jullie hem het stempel 'goedgekeurd' geven.
Geef een paar voorbeelden van sites die jullie goed vinden en van sites die jullie gebruiksonvriendelijk of zelfs onbetrouwbaar vinden.
Vergelijk jullie conclusies met die van andere studiegenoten.

Kenmerken van een bruikbare en betrouwbare internetsite

Voorbeelden

goede sites	slechte sites

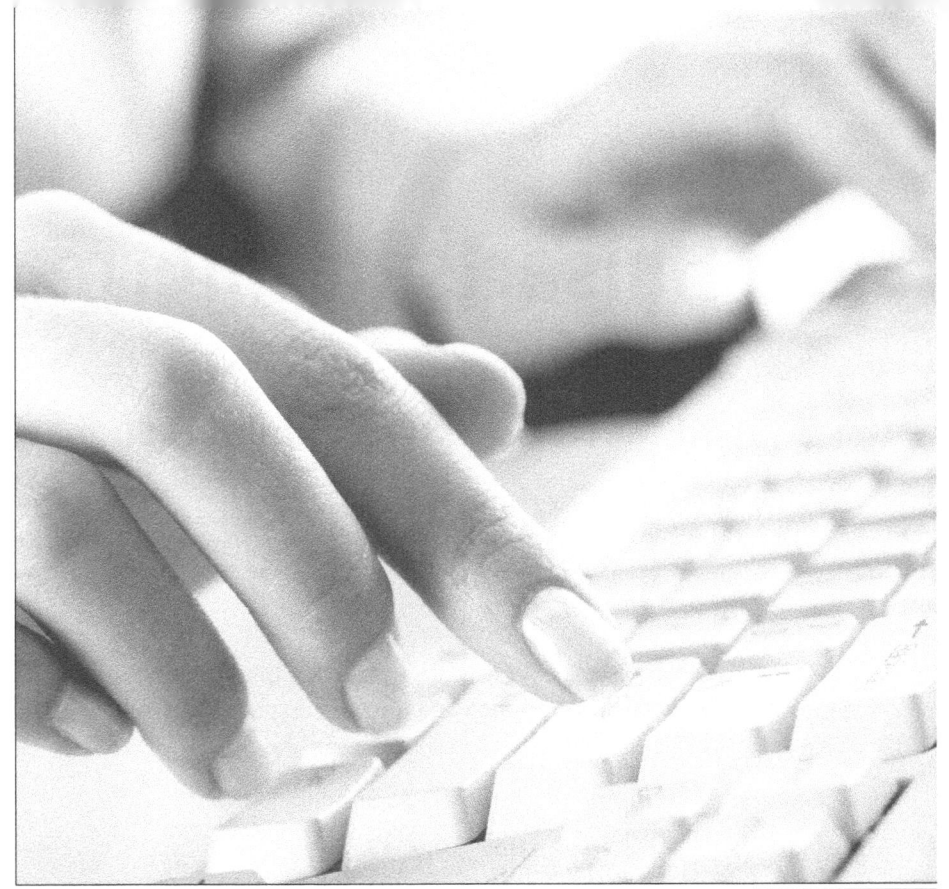

hoofdstuk 6
Administratieve taken

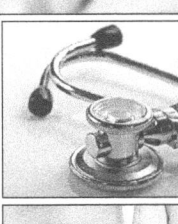
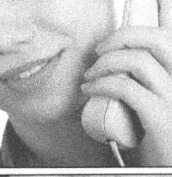
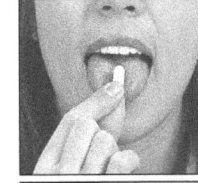
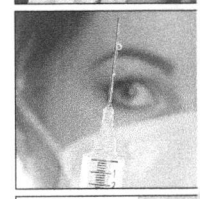

Een doktersassistent is niet alleen maar bezig met patiënten, er moeten elke dag ook de nodige administratieve taken gedaan worden. Patiëntendossiers bijwerken, bestellingen plaatsen, brieven en mails sturen naar leveranciers of collega's, enzovoort.

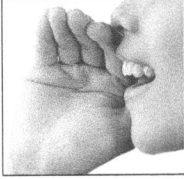
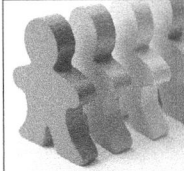
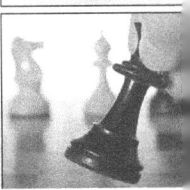

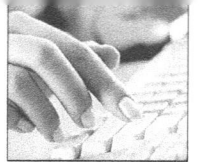

Huisartsen Informatie Systeem

6.1 Medische dossiers bijwerken

- Basiswerk AG: Zo werkt het in de huisartsenpraktijk (ISBN 978 90 313 6225 7)

Alle gegevens over de patiënt worden bijgehouden in het Huisartsen Informatie Systeem (HIS). Verwerk de gegevens van de volgende patiënten in het HIS.

Naam: A. Snijders (Anton)
Leeftijd: 68
Geboortedatum: 03-04-1942
Adres: Hemonylaan 104, 2571 JT Den Haag
Telefoon: 070-5114511
Burgerservicenummer: 025795297
Verzekering: Menzis
Polisnummer: 234.897.884

Telefonisch contact 12-07-2010
- grieperig gevoel
- hevige hoofdpijn, geleidelijk opgekomen
- verstopte neus
- sterke transpiratie
- rillingen
- keelpijn, hoesten
- 4 dagen koorts (39-40°C)

Consult 13-07-2010
Diagnose: Influenza
Medicatie: R/ Relenza inhalatie 5 mg, no 10
S. 2dd1
Advies: bedrust

Naam: T. Gerritsen (Thomas)
Adres: Drechtkade 78, 2505 DZ Den Haag
Telefoon: 070-500 65 39
Geboortedatum: 23-05-1938
Burgerservicenummer: 045678265
Huisarts: E. Warmenhoven, Rozenboog 16, Den Haag, 070-12345678
Verzekering: Univé
Polisnummer: 345.612.264

02-11-2010: Oproep gekregen voor jaarlijkse griepprik

Consult 12-11-2010
Toegediend: griepvaccinatie seizoen 2010/2011, no 1

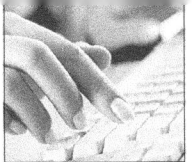

Naam: P. Jolink (Peter)
Geboortedatum: 06-05-1988
Adres: Breestraat 13, 2517 GG Den Haag
Tel: 070-524 52 47
Huisarts: E. Warmenhoven, Rozenboog 16, Den Haag, 070-12345678
Burgerservicenummer: 045373952
Verzekering: Zilveren Kruis
Polisnummer: 223.663.736

Telefonisch contact 24-06-2010
- grieperig gevoel
- hevige hoofdpijn, geleidelijk opgekomen
- verstopte neus
- sterke transpiratie
- rillingen
- keelpijn, hoesten
- 4 dagen hoge koorts (39-40°C)

Thuisconsult 24-06-2010
Diagnose: influenza met mogelijke kans op longontsteking
Medicatie: R/ Tamiflu 75 mg no 10,
S. 2dd1

Naam: M. Kablinski (Melissa)
Geboortedatum: 07-11-1972
Adres: Radionweg 1, 2512 TS Den Haag
Telefoon: 070-2468123 / 06-22366451
Burgerservicenummer: 023445889
Huisarts: E. Warmenhoven, Rozenboog 16, Den Haag, 070-12345678
Verzekering: Menzis
Polisnummer: 277.897.554

Telefonisch contact 25-03-2010
- terugkerende hoge koorts
- moeizame ademhaling

Thuisconsult 25-03-2010
Diagnose: recidive longontsteking
Medicatie: R/ Doxycycline 100 mg, no 8 stuks
S. eerste dag 2 dan 1dd1
Controleafspraak op 27-03-2010

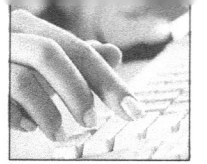

6.2 ICPC-codes

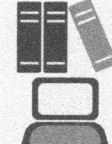
- Basiswerk AG: Zo werkt het in de huisartsenpraktijk (ISBN 978 90 313 6225 7)
- www.agcontext.nl (>extra modules > ICPC codes)

In medische dossiers worden klachten en ziektebeelden aangeduid met een ICPC-code.

Zoek op welke ICPC-codes horen bij onderstaande klachten en aandoeningen.

Symptoom of aandoening	ICPC-code
Bewezen influenza	
Verkoudheid	
Abnormaal sputum/slijm	
Koorts	
Pijn aan luchtwegen	
Hoesten	
Misselijkheid	

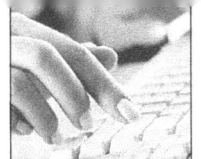

6.3 Ruiteren

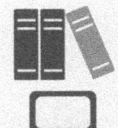

- Basiswerk AG: Zo werkt het in de huisartsenpraktijk (ISBN 978 90 313 6225 7)
- www.rivm.nl/griepprik (> veelgestelde vragen)

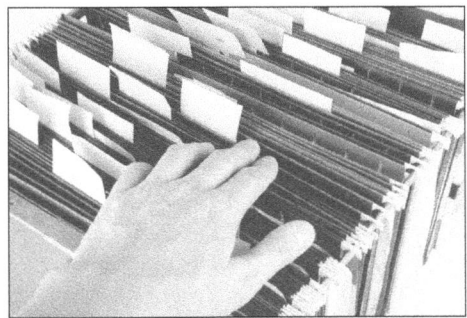

Mensen met een verhoogd risico op ernstige complicaties komen in aanmerking voor de jaarlijkse griepprik. De doktersassistent zorgt dat zij hiervoor een oproep krijgen.
Elke risicogroep heeft een eigen code binnen het HIS. Patiëntendossiers van zo'n code voorzien heet: *ruiteren*. Dankzij deze code rollen alle patiënten die tot een risicogroep behoren met één druk op de knop uit het computersysteem.

Vul in welke risicogroepen in aanmerking komen voor de jaarlijkse griepprik. Noteer bij elke risicogroep de bijbehorende *ruitercode*.

Risicogroep	Ruitercode

Ook werknemers binnen bepaalde beroepen doen er verstandig aan om een griepprik te halen, ook al behoren ze zelf niet tot een van de risicogroepen. Noem een aantal van deze beroepsgroepen.

Beroepsgroep

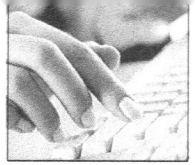

6.5 Oproep voor de griepprik

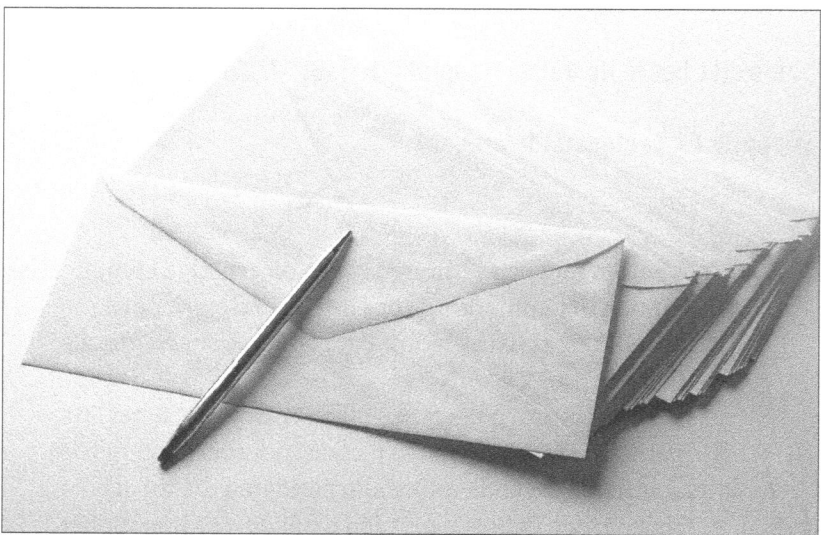

De doktersassistent stuurt patiënten die tot een risicogroep behoren elk jaar een brief met een oproep voor de griepprik.

Schrijf zo'n brief en zorg dat deze de volgende informatie bevat:

- aanhef: waar gaat de brief over?
- wanneer en waar kan de patiënt de griepprik halen?
- hoe gaat het in zijn werk?
- waarom is het zo belangrijk om de griepprik te halen?
- moet de patiënt van tevoren nog iets speciaals doen?
- wat als de voorgestelde datum of tijdstip niet uitkomen?
- zijn er kosten aan verbonden?

Schrijf eerst een kladversie en laat deze door de docent nakijken.
Schrijf de definitieve versie over op het briefpapier op de volgende pagina.

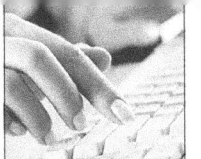

Huisartsenpraktijk
P. van Loon

Mathijselaan 3,
2588 GL Den Haag
070-1234567

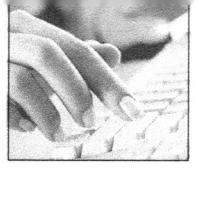

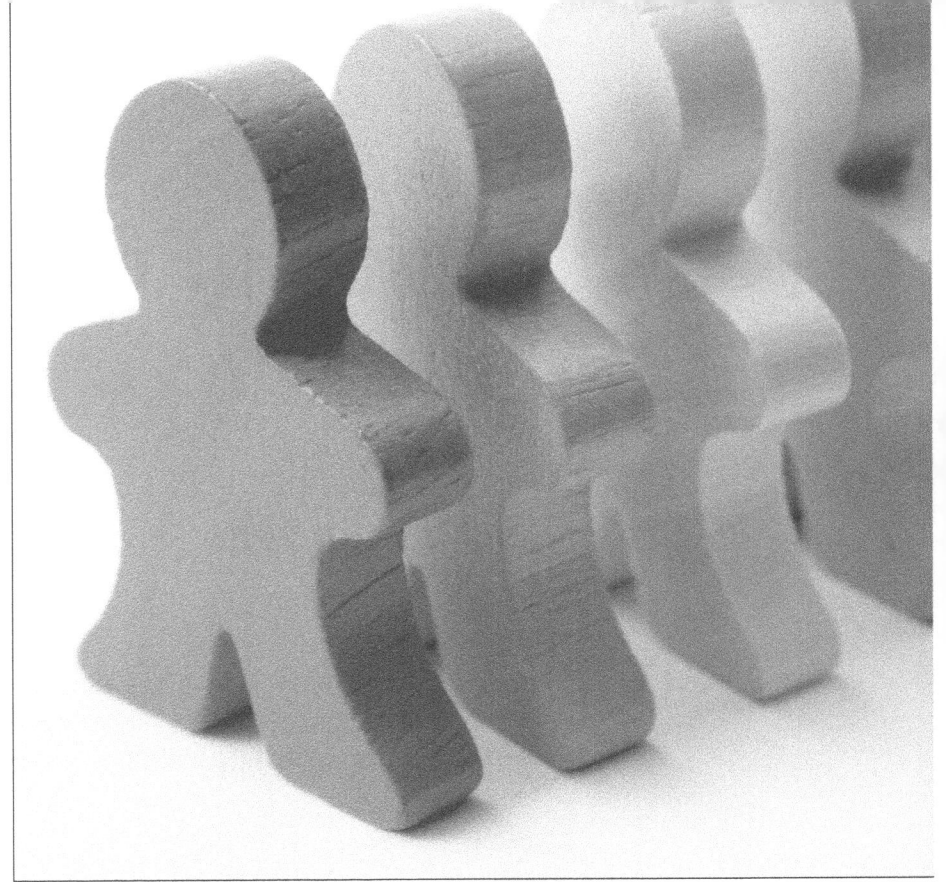

hoofdstuk 7
De maatschappij en jij

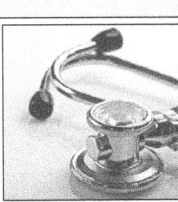
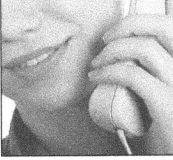
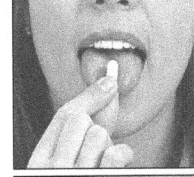
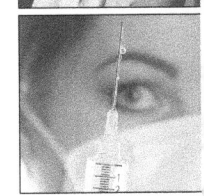
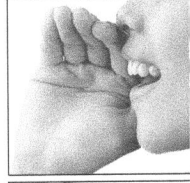
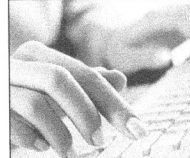
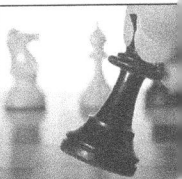

Als doktersassistent sta je midden in de samenleving. Het is belangrijk dat je weet hoe de gezondheidszorg in Nederland geregeld is. Maar ook hoe er in de samenleving gedacht en gesproken wordt over gezondheid. Een goede doktersassistent heeft geen 'medische oogkleppen' op maar heeft oog en begrip voor andere meningen.

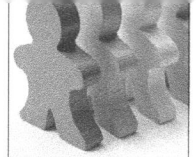

Discussies in de samenleving

7.1 Weerstand uit een potje

- www.vitamine-info.nl
- www.voedingscentrum.nl (> groenten > groenten van A tot Z)
- www.voedingswaardetabel.nl (> vitamines)
- www.groentenenfruit.nl (> fruitwijzer > veelgestelde vragen)

"Bij verkoudheid of griep moet je zorgen dat je extra vitamine C binnen krijgt". Daarom worden er voor zieke kinderen en huisgenoten heel wat sinaasappels uitgeperst. En daar komt ook de gewoonte vandaan om een fruitmand mee te brengen als je op ziekenbezoek gaat.

Vitamine komt van het Latijnse woord *vita*: leven. Aan de naam te horen zijn vitamines dus heel 'sympathieke' stoffen; je kunt er alleen maar baat bij hebben.
Maar: ook teveel vitamine is niet gezond.

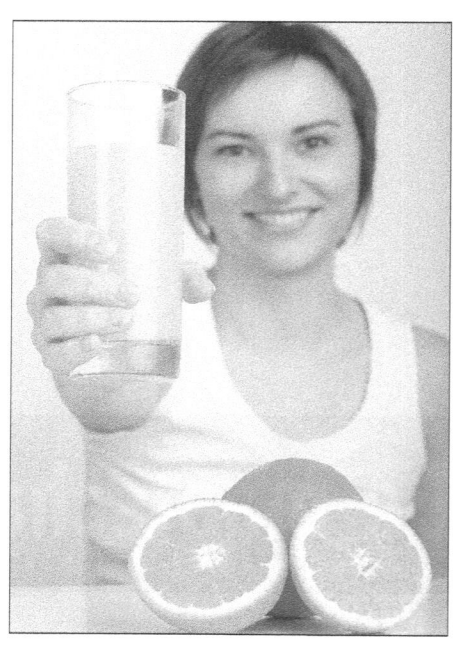

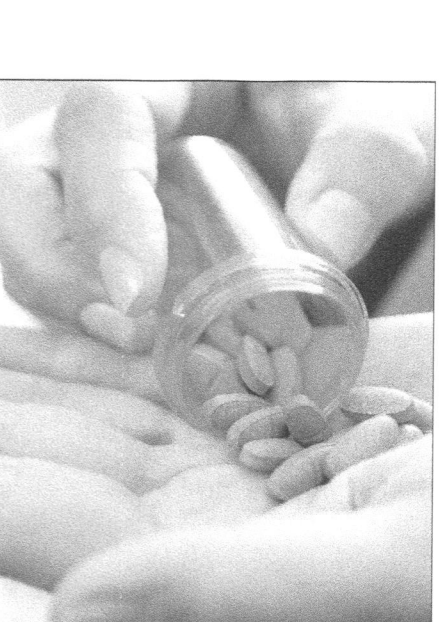

Omdat vitamine C een rol speelt bij de weerstand, nemen mensen vaak vitamine C in 'als de R in de maand is' (tussen september en april). Zo hopen ze te voorkomen dat ze ziek worden (preventief).
En onder het motto 'gemak dient de mens' kiezen ze steeds vaker voor vitaminepillen, in plaats van vers fruit.

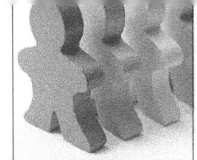

Hoeveel vitamine je nodig hebt wordt aangegeven met de afkorting ADH: aanbevolen dagelijkse hoeveelheid.
Zoek op wat de ADH is voor vitamine C, voor verschillende leeftijdsgroepen.

leeftijdsgroep	ADH vitamine C
Baby's (0-4 jaar)	
Peuters (1-4 jaar)	
Kinderen (5-12 jaar)	
Tieners (13-18 jaar)	
Volwassen mannen (19-50 jaar)	
Volwassen vrouwen (19-50 jaar)	
Zwangere vrouwen	
Vrouwen die borstvoeding geven	
Senioren tot 70 jaar	
Senioren 70+	

Vragen

1. Voor sommige mensen kan het nuttig zijn om meer vitamine C in te menen dan de aanbevolen dosis. Welke mensen zijn dat?

2. Gaan verkoudheid en griep sneller over als je tijdens je ziekte extra vitamine C inneemt?

3. Wat kunnen de gevolgen zijn van een teveel aan vitamine C?

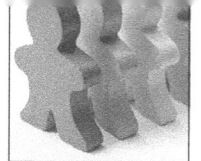

Vitaminetabletten bevatten *synthetische* vitamines. Maar je krijgt natuurlijk ook allerlei vitamines binnen door het eten van verse groenten en fruit.
Zoek op de website van het voedingscentrum de top 10 op van de groenten die veel vitamine C bevatten. Geef daarbij aan hoe vaak jij deze groenten eet.

	mg Vitamine C per 100 gram rauwe groente	Deze groente eet ik		
		nooit	soms	regelmatig
1				
2				
3				
4				
5				
6				
7				
8				
9				
10				

Zoek in de voedingswaardetabel het vitamine C gehalte van onderstaande fruitsoorten op. Noteer hoe vaak jij dat fruit eet.

	mg Vitamine C per 100 gram	Dit fruit eet ik		
		nooit	soms	regelmatig
Appel				
Aardbeien				
Peer				
Druif				
Sinaasappel				
Mandarijn				
Kiwi				
Banaan				

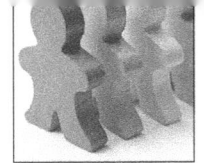

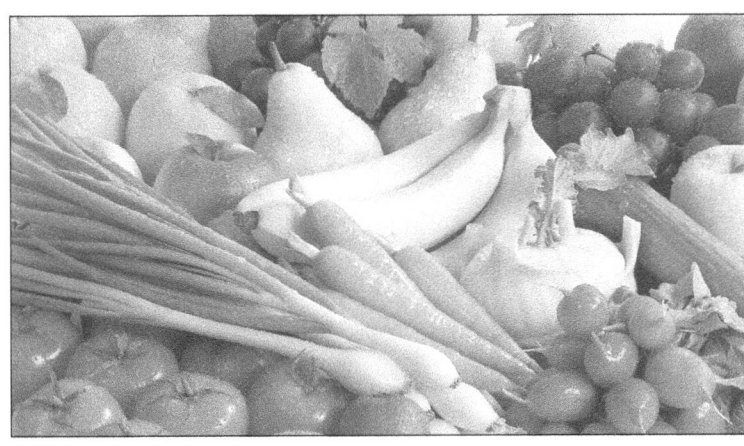

Kijk op www.groentenenfruit.nl. en zoek de antwoorden op onderstaande vragen:

1. Hoeveel procent van de Nederlandse bevolking denkt elke dag genoeg groenten te eten?
   Bij hoeveel procent is dat ook echt het geval?

2. Hoeveel procent van de Nederlandse bevolking denkt elke dag voldoende fruit binnen te krijgen?
   Bij hoeveel procent is dat ook echt het geval?

Vul in welke groenten en fruit jij de afgelopen week hebt gegeten.

	ma	di	wo	do	vr	za	zo
groente							
fruit							

Vergelijk jouw 'groente en fruit-dagboek' met dat van een paar studiegenoten.
Wie van jullie haalt de dagelijks aanbevolen hoeveelheid van 200 gram groente en 2 stuks fruit?
Wie van jullie slikt wel eens vitaminepillen en waarom?

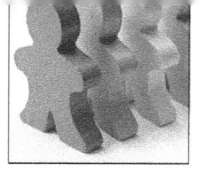

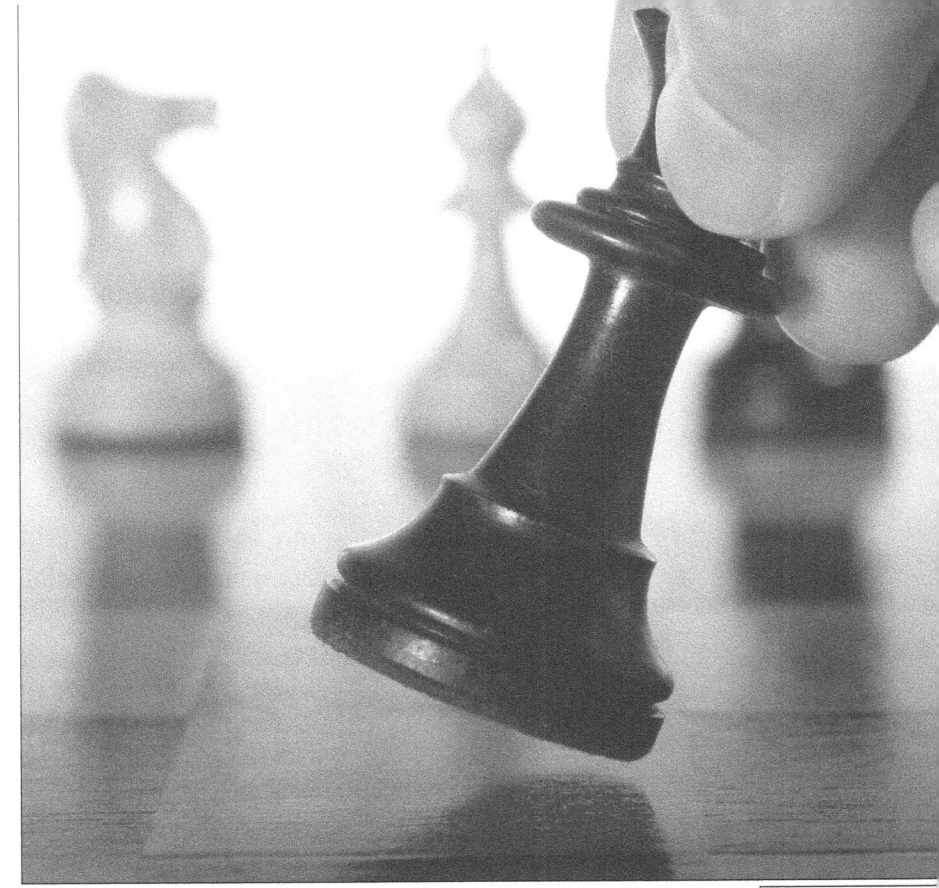

hoofdstuk 8
● Persoonlijke groei

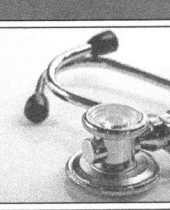
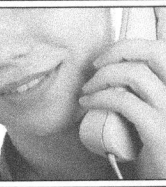
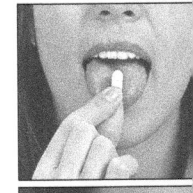
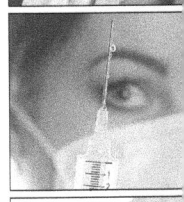
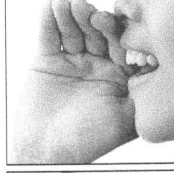
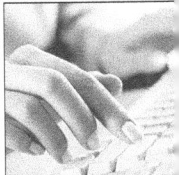
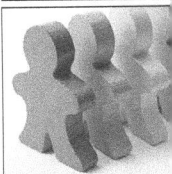

Mensen leren hun hele leven, vanaf de dag dat ze geboren worden tot het moment waarop ze hun laatste adem uitblazen. Van alles wat je meemaakt steek je wel iets op.

Je kunt het aan het toeval overlaten wat je leert of zelf een koers uitstippelen. In dat geval heb je zelf invloed op hoe je leert. Hoe slimmer je het aanpakt, hoe sneller en beter je leert. Tijdens je opleiding en straks in je baan als doktersassistent.

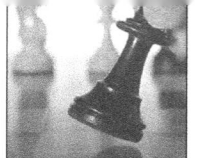

Assertiviteit

8.1 Opkomen voor jezelf

- www.carrieretijger.nl (> assertiviteit > artikel assertiviteit)
- www.psychologiemagazine.nl (> assertiviteit > tests > test assertiviteit)

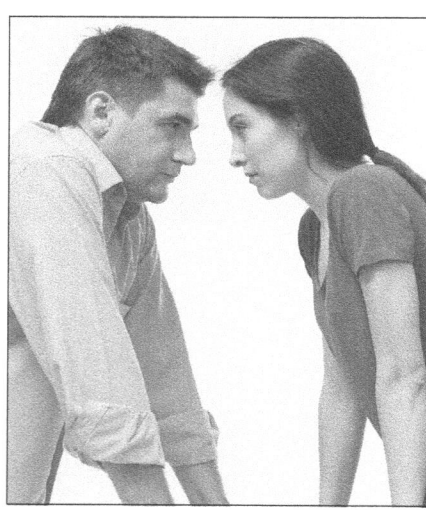

Mensen zijn sociale wezens, we kunnen niet zonder elkaar maar soms ook niet met elkaar. Het is onvermijdelijk dat er van tijd tot tijd wrijvingen optreden tussen mensen. Bijvoorbeeld:
- iemand verwijt jou iets en dat is volgens jou volledig onterecht
- iemand doet iets waar jij last van hebt
- iemand komt met een voorstel waar jij helemaal niet op zit te wachten

Enzovoort.

In zulke situaties moet je een afweging maken: hoe kom ik voor mezelf op zonder dat ik de ander voor het hoofd stoot of nog erger: ruzie krijg?

Ook als doktersassistent zul je regelmatig in dergelijke situaties belanden. Soms zegt of doet een patiënt iets wat jou niet bevalt. Soms vraagt je werkgever of een collega iets wat jou erg slecht uitkomt. Enzovoort.

Wat zou jij in onderstaande situatie doen:

> **Je staat in een lange rij voor de kassa. Een vrouw dringt voor. Wat doe je?**
>
> a. Ik erger me maar laat haar haar gang gaan.
> b. Ik laat weten dat ik haar gedrag afkeur door te zeggen: *"Sorry hoor maar ik ben aan de beurt!"*
> c. Ik blokkeer de doorgang en zeg: *"Voordringen? Dat dacht ik dus niet!"*

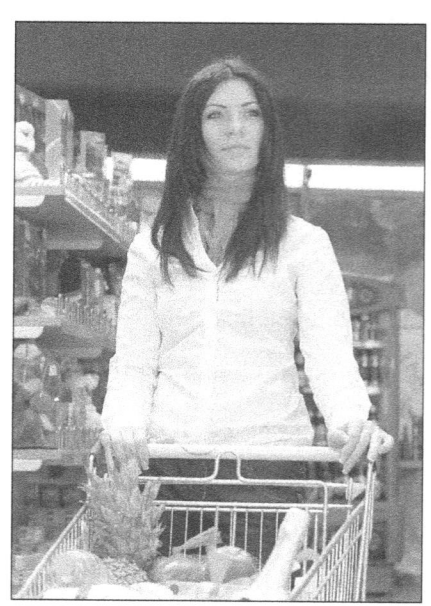

Bij antwoord A laat je het erbij, je reageert **subassertief**.
Bij antwoord B maak je de ander duidelijk wat jij ervan vindt: je reageert **assertief**.
Bij antwoord C ga je in de tegenaanval: je reageert **agressief**.

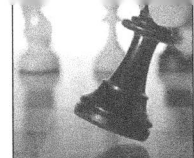

Wat is het nadeel van subassertief reageren?

Wat is het nadeel van agressief reageren?

Doe de assertiviteitstest op www.psychologiemagazine.nl.
Vat de uitslag samen door op onderstaande 5-puntsschaal het rondje aan te kruisen dat het beste aangeeft waar jij staat.

| Ik ben heel assertief   O—O—O—O—O   Ik ben helemaal niet assertief |

Vergelijk de uitslag met die van een paar studiegenoten. Komen de uitslagen overeen met het beeld dat jullie van jezelf en van elkaar hebben?

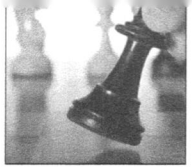

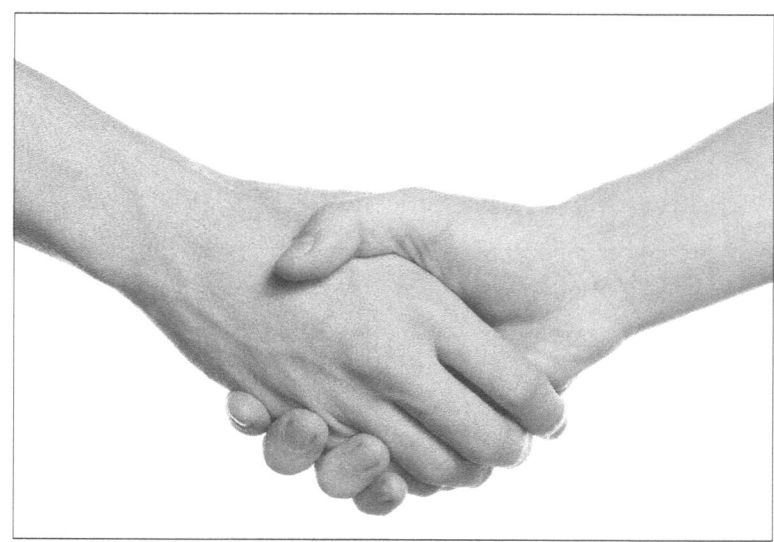

Lees de tekst over assertiviteit op www.carrieretijger.nl.
Type de zoekterm 'Assertiviteit' in en klik vervolgens op de eerste titel van het lijstje dat verschijnt ('Assertiviteit'). Lees het artikel tot de alinea: 'Wat houdt je tegen om assertiever te worden?'

Iedereen komt wel eens in een situatie waarin hij zich ergert en toch maar niets zegt. Of waarin hij JA zegt terwijl hij liever NEE had willen zeggen. Iedereen reageert wel eens subassertief.
Noem 3 eigen ervaringen waarin jij zo reageerde.
Bedenk hoe je toen op een assertieve manier had kunnen reageren.

Wat zei, vroeg of deed iemand?	Hoe reageerde ik?	Hoe had ik assertief kunnen reageren?

Persoonlijke groei

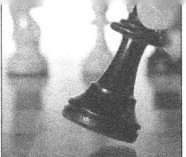

8.2 Rollenspel

Vorm een drietal en speel drie korte rollenspelen. Bij elk rollenspel is één van jullie 'proefpersoon' en een ander 'tegenspeler'. De derde persoon kijkt toe. Wissel bij elk rollenspel van rol zodat ieder van jullie een keer proefpersoon is.
De onderwerpen van de rollenspellen staan op de volgende pagina.

Bespreek elk rollenspel na:

Eerst geeft de proefpersoon zijn of haar mening:
- Reageerde je subassertief, assertief of agressief?
- Waarom reageerde je op deze manier?
- Heb je het gevoel dat je datgene voor elkaar hebt gekregen dat je voor elkaar wilde krijgen?

Daarna geeft de tegenspeler zijn of haar mening:
- Vond je de proefpersoon subassertief, assertief of agressief?
- Hoe kwam die reactie bij jou over?
- Heeft die reactie ertoe geleid dat je meer rekening hield met de wensen van de proefpersoon?

Tot slot geeft ook de toeschouwer zijn of haar oordeel.

Noteer na afloop eventuele aandachtspunten waarop jij extra moet letten om beter (dat wil zeggen: met meer succes) voor jezelf op te komen.

Ik ben assertiever als ik voortaan:

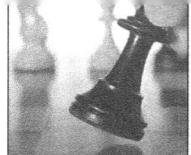

Casussen ten behoeve van het rollenspel

DAGJE AMSTERDAM

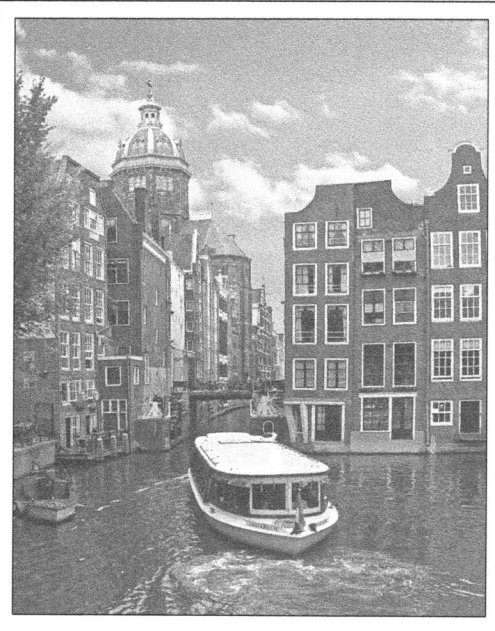

Proefpersoon
Je werkt 4 dagen per week als doktersassistent in een huisartsenpraktijk. Op de woensdagen ben je vrij. Aanstaande woensdag heb je een afspraak met een vriendin om samen een dagje naar Amsterdam te gaan. Het viel niet mee om een datum te vinden waarop jullie allebei konden. Je hebt erg veel zin in dit uitstapje.

Tegenspeler
Jij bent de huisarts. Een paar dagen geleden is er een nieuw softwareprogramma aangeschaft voor de patiëntenadministratie. Nu moeten alle gegevens uit het oude systeem overgezet worden. Dat moet zo snel mogelijk gebeuren. Jouw doktersassistent wil vast deze week ook wel een keer op woensdag te werken. Anders gaat het allemaal wel erg lang duren.

DE REKENING

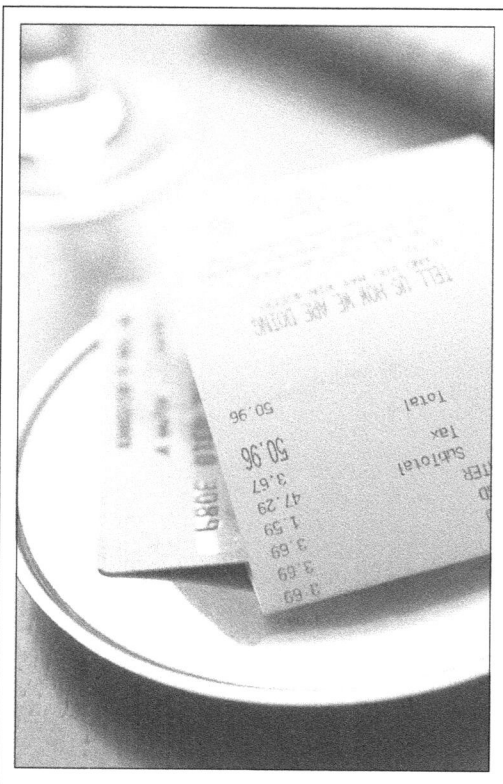

Proefpersoon
Je bent met 2 vriendinnen uit eten geweest. De anderen namen het er van: een voorgerecht, hoofdgerecht en toetje. Maar omdat jij zelf niet zo'n honger had beperkte jij het tot een simpel hoofdgerecht. Dat is trouwens ook een stuk goedkoper.
Eén vriendin moest eerder weg om de trein te halen. Je hebt samen met je andere vriendin nog een kop koffie gedronken en daarna de rekening gevraagd. Jij vind het logisch dat mensen elk hun eigen consumpties betalen, de een heeft nu eenmaal een duurdere smaak dan de ander.

Tegenspeler
Je vond het een heel gezellige avond en voor jou spreekt het voor zichzelf dat de rekening gewoon door 3 gedeeld wordt. Voor de vriendin die al weg moest wil jij dat best even voorschieten. Precies uitrekenen wat iedereen gegeten en gedronken heeft vind jij nogal krenterig. Wat jou betreft geldt: samen uit, samen thuis, samen delen!

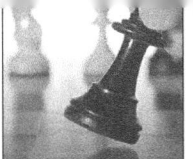

HET WERKSTUK

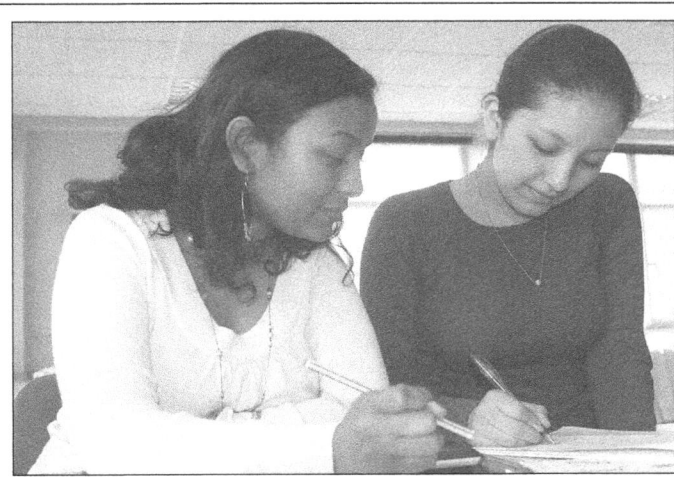

Proefpersoon
Je moet samen met een studiegenoot een werkstuk maken. Jullie hebben afgesproken dat ieder een deel van de informatie bij elkaar zoekt. Omdat je een goed beoordeling wilt krijgen heb je veel werk gemaakt van jouw gedeelte. Maar je kent je studiegenoot: zij is niet zo'n harde werker. De kans is groot dat zij slechts met één A4-tje komt aanzetten. En meestal is dat wat ze opschrijft ook niet al te best...

Tegenspeler
Jij hebt een hekel aan werkstukken maken. Je hebt trouwens weinig tijd, je agenda staat vol met andere en veel leukere afspraken. Een hoog cijfer vind je niet zo belangrijk, een voldoende is genoeg. Je hebt dan ook niet echt hard je best gedaan. Maar je kent je studiegenoot: zij is veel beter in het maken van werkstukken. Je kunt erop vertrouwen dat zij er uiteindelijk wel iets moois van zal maken.

GPSR Compliance

The European Union's (EU) General Product Safety Regulation (GPSR) is a set of rules that requires consumer products to be safe and our obligations to ensure this.

If you have any concerns about our products, you can contact us on

ProductSafety@springernature.com

In case Publisher is established outside the EU, the EU authorized representative is:

Springer Nature Customer Service Center GmbH
Europaplatz 3
69115 Heidelberg, Germany

www.ingramcontent.com/pod-product-compliance
Ingram Content Group UK Ltd.
Pitfield, Milton Keynes, MK11 3LW, UK
UKHW051523180426
11947UKWH00018B/1540